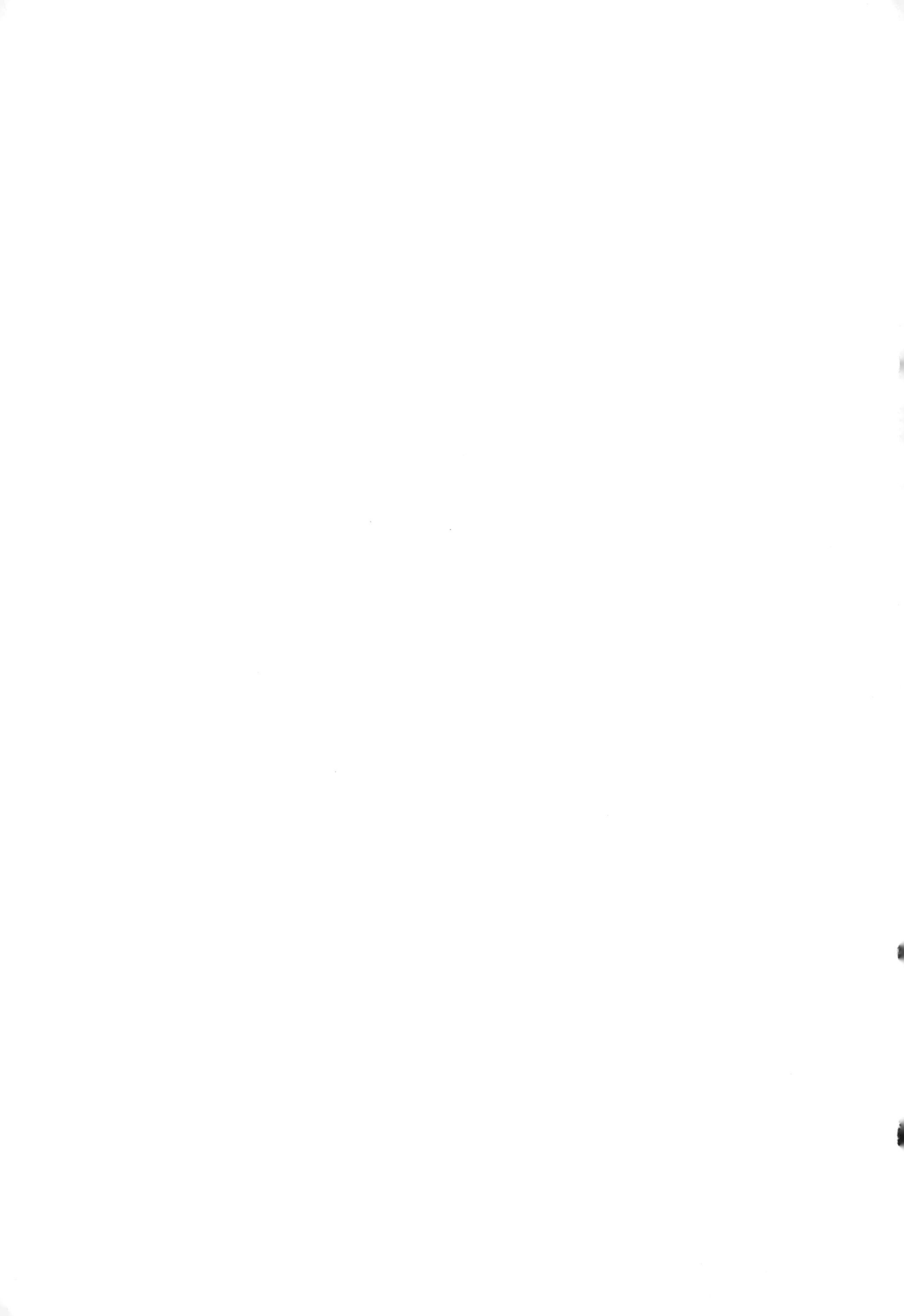

今日から始める
統合失調症のワークブック

Understanding Your Schizophrenia Illness
A Workbook

監訳　岡山市こころの健康センター　太田順一郎
翻訳　大阪市立総合医療センター　　補永　栄子
　　　岡山県精神科医療センター　　池上　陽子
　　　岡山県精神科医療センター　　橋本　　望

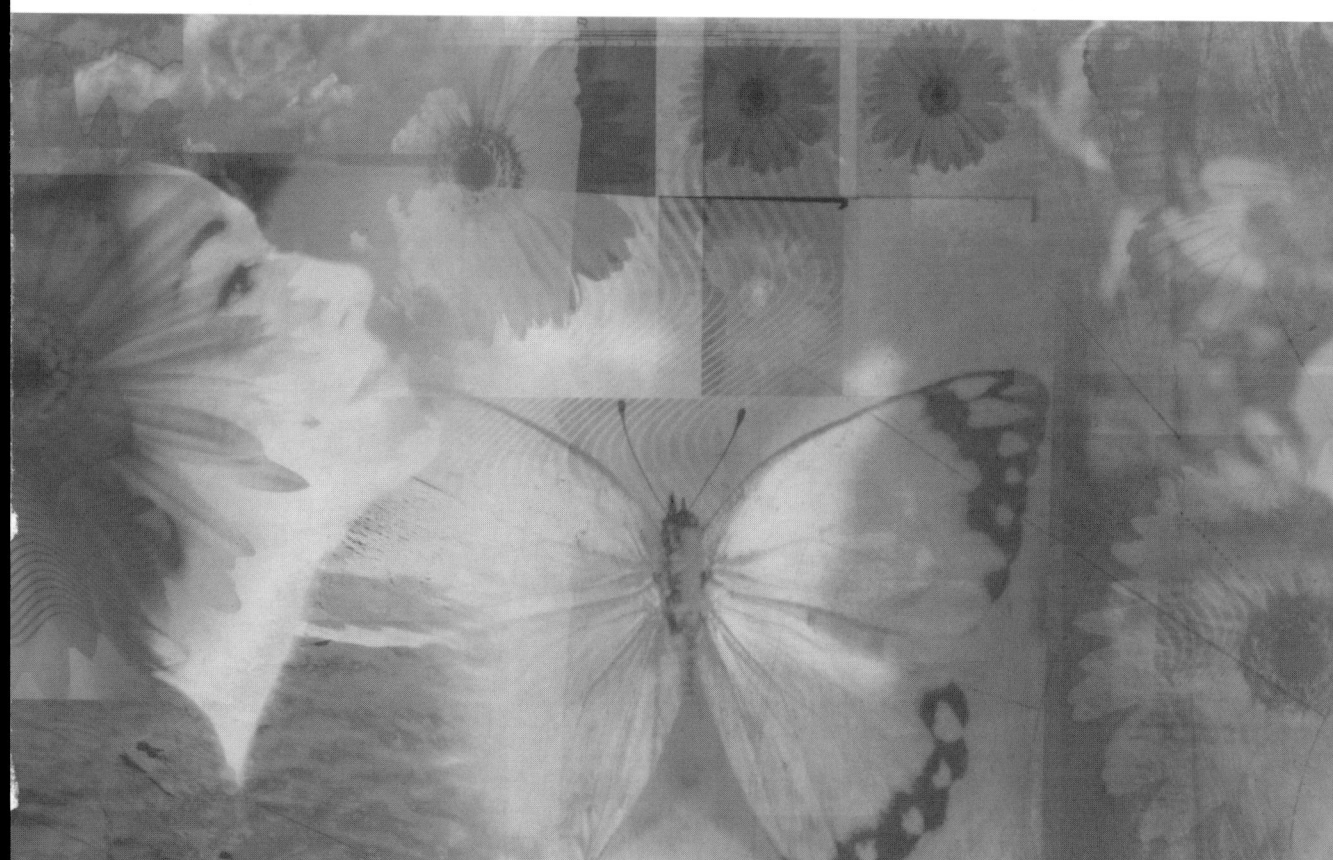

株式会社 新興医学出版社

Copyright © 2007 John Wiley & Sons Ltd, The Atrium, Southern Gate, Chichester,
West Sussex PO19 8SQ, England
Telephone (+44) 1243 779777

Email (for orders and customer service enquiries): cs-books@wiley.co.uk
Visit our Home Page on www.wiley.com

All Rights Reserved. No part of this publication may be reproduced, stored in a retrieval system or transmitted in any form or by any means, electronic, mechanical, photocopying, recording, scanning or otherwise, except under the terms of the Copyright, Designs and Patents Act 1988 or under the terms of a licence issued by the Copyright Licensing Agency Ltd, 90 Tottenham Court Road, London W1T 4LP, UK, without the permission in writing of the Publisher. Requests to the Publisher should be addressed to the Permissions Department, John Wiley & Sons Ltd, The Atrium, Southern Gate, Chichester, West Sussex PO19 8SQ, England, or emailed to permreq@wiley.co.uk, or faxed to (+44) 1243 770620.

Designations used by companies to distinguish their products are often claimed as trademarks. All brand names and product names used in this book are trade names, service marks, trademarks or registered trademarks of their respective owners. The Publisher is not associated with any product or vendor mentioned in this book.

This publication is designed to provide accurate and authoritative information in regard to the subject matter covered. It is sold on the understanding that the Publisher is not engaged in rendering professional services. If professional advice or other expert assistance is required, the services of a competent professional should be sought.

Other Wiley Editorial Offices

John Wiley & Sons Inc., 111 River Street, Hoboken, NJ 07030, USA

Jossey-Bass, 989 Market Street, San Francisco, CA 94103-1741, USA

Wiley-VCH Verlag GmbH, Boschstr. 12, D-69469 Weinheim, Germany

John Wiley & Sons Australia Ltd, 42 McDougall Street, Milton, Queensland 4064, Australia

John Wiley & Sons (Asia) Pte Ltd, 2 Clementi Loop #02-01, Jin Xing Distripark, Singapore 129809

John Wiley & Sons Canada Ltd, 6045 Freemont Blvd, Mississauga, ONT, L5R 4J3, Canada

Wiley also publishes its books in a variety of electronic formats. Some content that appears in print may not be available in electronic books.

Anniversary Logo Design: Richard J. Pacifico

ISBN 978-0-470-51174-9

Typeset in 10/13pt Scala and Scala Sans by Thomson Digital, India
Printed and bound in Great Britain by Antony Rowe, Chippenham, Wiltshire
This book is printed on acid-free paper responsibly manufactured from sustainable forestry in which at least two trees are planted for each one used for paper production

監訳者まえがき

　心理教育が精神科治療の中で占める重要度は、ここ数年で明らかに高まってきています。私自身がこの20数年間3つの病院で精神科臨床の仕事を地味に続けている間に、精神科医およびスタッフによって行われる患者・家族を対象とした心理教育は、少しずつですが確実に拡がり、内容も洗練されてきました。それはもちろん、精神科治療においてもインフォームドコンセントの必要性が共通認識となってきたことや、精神科においてもクリニカルパスを導入する施設が増えてきたこと、新規抗精神病薬による精神科薬物療法の発展やアドヒアランス概念の普及などと関連していますし、なんといっても専門家たちの認識に明らかな変化が生じているのだと思います。再発を繰り返しやすい慢性疾患が多い精神科の医療においては、病気の再発を防ぐことも、それによって患者の生活の質を高めることも、その主体は患者自身にあるということが多くの専門家に共通の認識となってきたのだと思います。

　医学専門書を置いている書店の本棚を眺めてみても、インターネットで検索してみても、さまざまな精神科疾患に対する心理教育に関連した書籍、文献はこの10年でかなり増えてきているようです。もちろん、統合失調症を対象とした心理教育に関しても同じ傾向にあります。ただ、統合失調症の心理教育に関する書籍、文献を眺めていて気がつくのは、今でも「家族心理教育」という分野のものが多いことと、専門家向けの解説書が多いことです。もともと統合失調症の心理教育は、high-EE理論などを基にした家族向けのものから始まった面があり、しかもそのような家族心理教育が患者の再発予防に効果的であるというデータも多く出ていますから、現在も家族向けの心理教育が中心であるのはある意味当然でしょう。しかし、再発予防のことだけを考えても、患者本人の治療に対する取り組みがいかに重要であるかを考えれば、もっと直接患者本人に向けた書籍があっても良いのに、と思います。患者本人が現在の治療の中にそのまま持ち込めるような心理教育読本があれば良いのに、とずっと思っていました。

　そんなことを考えていたときに、本書と出会いました。今回このワークブックを翻訳することになったのは、訳者の一人である大阪市立総合医療センター児童精神科の補永栄子先生の思いつきと熱意と努力によるところが大なのですが、それは平成19年の冬のことです。兵庫県北部の温泉旅館で行われた恒例の症例検討会後に、焼きガニを頬張りながら補永先生がこのワークブックのことを教えてくれました。彼女はその頃原書を購入して、少しづつ自前で訳しながら入院中の患者さんに心理教育を行っていました。その話を聞いて、私もすぐに原書を購入してみたのですが、これがなかなか魅力的な本でした。なんといっても使い易い。実用的である、という点だけで考えれば他の書籍に大きく勝っているように思われました。補永先生に本書のことを教えてもらった時点で、「この際翻訳してしまおう」という話が冗談交じりに出ていたのですが、その後、新興医学出版社の服部氏に相談したところ版権入手の労を取って下さり、冗談だったはずの翻訳の話が現実のものとなりました。それから約1年半、予想外に時間はかかりましたがなんとか翻訳を仕上げることが出来ました。

　本書を訳すに当たって、私たちにとって一番重要なことは、この本が実際に患者さんに使ってもらえるようになることでした。患者さんが主治医や担当看護師と相談しながら、このワークブックの空白を

監訳者まえがき

自分の言葉で埋めていってくれることでした。今回、私たちは原書の体裁に出来るだけ近いものを目指したのですが、それは原書が持っている患者さん専用の手作りのマニュアルの雰囲気を残したかったからです。主治医や担当看護師、担当ワーカーたち援助職と患者さん本人との共同作業の中で、このワークブックがたくさんの異なった文字と言葉で、それぞれの患者さんの生活と経験から生まれた文章で埋められていくことをとても楽しみにしています。そして、そうやって作られたそれぞれのワークブックが、ひとりひとりの患者さんが自分の病気と付き合っていくためのツールとして役立ってくれるものと期待しています。

　※なお本書では、使用できる薬剤や法律・制度的な側面などにおいて英国に特有で日本とは事情の異なる事柄もいくつか認められたが、一部に訳注を付記するのみで基本的にはそのまま記載した。本書を使用するユーザーの方と、サポートする援助職の方の話し合いの中で、その部分についても個別の修正をお願いしたい。

著者について

　30年以上も前、私は最初に一般病棟の看護師としての訓練を受けましたが、折に触れて、心の健康に問題を抱えた人を理解することは自分には手に余ることのように感じていました。私の無知や私の考え方は、マスコミ報道に幾分かは方向づけられていたでしょう。しかし精神科で正看護師として訓練を受けるようになり、患者や家族への知識と理解が随分深まりました。

　私は地域保安病棟（訳注1）でほほ12年間働きました。私が看護した患者の多くは、病気を患っている最中に罪を犯しています。心の健康を害した人が罪を犯すというのは、よくあることではありません。しかし病気が治療されず、悪化していくまま放置されると、急性期の患者が心ならずも刑務所に入るはめになっていることもあるのです。

（訳注1）　イギリスの司法精神医療システムは、3層に分けられます。その中で地域保安病棟（Medium secure unit、全国で約1500床）は、High Security Hospital（全国3施設）と各地域のケア施設の間に位置するものです。

まえがき

　精神保健に携わる職員のもとには、患者自身が自分の病気についての情報を求めて来ることもありますし、精神科主治医が患者に対して病気についての指導をして欲しいと依頼してくることもあります。それでは、精神保健に携わる職員はそれにどう対応しているのでしょうか。

　インターネットや本、小冊子にはたくさんの知識が載せられています。しかしこういった情報を寄せ集めて整理するには時間がかかります。精神保健に携わる職員の多くが、最新情報を取りまとめて患者とのセッションを組み立てるのに苦労していることを認めるでしょう。

　精神保健に携わる職員の中には、インターネット上の情報の一部のプリントアウトを心理教育に用いる者もいれば、統合失調症患者に対する自身の看護経験に基づいて心理教育も行う者もいるし、また関連する専門文献を読み、そこから得られた知識もまとめて心理教育をする者もいます。結果的に、患者が自分の病気を理解するために受ける教育のレベルは、様々に異なったものとなってしまっています。

　これは、看護師生活の間、患者に提供するための基礎知識に関するフォーマットや、統合失調症の患者教育を目的としたセッションを組み立てるための枠組みを必要とする折に、私が直面していた悩みでした。

　数年前に、「あなた自身の統合失調症を理解するために」というファイルを編集しました。これは、私の同僚や私が病気について患者に教育する際に、セッションを構成するのに役立ちました。昨年私はファイルを更新しましたが、これをワークブックとして編集すれば、もっと患者のためになるのではないかと判断しました。

　統合失調症の知識に関しては、方々に多くの情報があります。しかしこのワークブックがユニークだと思うのは、患者が自分の考えや気持ちを書き留めることで、病気を理解し、自覚していくのに患者自身が一翼を担うことが可能となることです。

　もう1つ私が伝えたかったことは、統合失調症を患ったならば、病気にコントロールされるのではなく、病気をコントロール出来るようになるために、学べるものは何でも学んでおかなければならないということです。それ以上に私が強調したいのは、患者が病気に対してもっと気楽に構えると決心し、病気に対してより楽観的に考えることが出来れば、成功した人生を送ることが出来るということです。

　統合失調症にまつわる通説は数多くあり、その一部を患者自身が多少なりとも信じ込んでいるために、病気と診断されると患者は狼狽します。このワークブックのもう1つの目的は、誤解を招く恐れのある通念を打ち砕き、こういった恐れを鎮めることです。

　統合失調症は大変な心の痛みをもたらしますが、同時に、患者は苦しんでいる時にこそ情報を必要としています。それによって患者は自分の問題をはっきりと知り、それが解決していけるものだと信じら

まえがき

れるようになるのです。

　患者は、精神疾患に理解がある人と共にワークブックを進めていく必要があります。どのような形であれ、辛い主題領域に踏みこまなければならない場合に、後押ししてもらえるようにです。両者の関係が悪くなることを恐れて、これまでの医療従事者が触れられなかった難しい問題も、オープンに話しあって欲しいと思います。

　このワークブックによって、この病気の臨床や治療に関する多くの知識がもたらされ、患者家族が身内の病気への理解を深めるのに役立つことを期待します。この点ではメンタルヘルスを学ぶ学生にとっても、統合失調症の身近な入門書でもあることが分かってもらえるでしょう。このワークブックは統合失調症の概略を紹介することを目的としているために、入院患者にも地域ケアを受けている患者にも有益なはずです。

　このワークブックは、統合失調症の様々な側面を扱った6章に分かれています。各章は質問表から始まっていますが、これは患者が完成させるものです。これはテストではなく、患者と患者の介護者や家族が情報を共有するための1つの手段と考えた方がよいでしょう。これによって患者は、各章ごとに前もって自分の病気のある特定の問題に注目するようになります。章はゆっくりとしたペース、1週間にほんの数ページで仕上げていく必要があり、ワークブックを完成させるには恐らく数ヶ月かかるでしょう。患者が各章を確実に理解できるよう、自分のペースで取り組むことが大切なのです。

　章が全て終わるまでは、ワークブックはこのワークブックを一緒に進めている精神保健職員や患者の担当ワーカーの手元に置いておくことをお勧めします。誰かの手助けを得る方が望ましい場合に、患者が1人で課題に取り組むことがないようにするためです。完成すれば、患者がワークブックを管理して、参考資料として使うのもいいでしょう。インターネットに接続できないような場合には、ワークブックの参考文献を利用してみるのもよい考えでしょう。

　このワークブックは、医療従事者にとって優れた評価方法とみなすことも出来るでしょう。また、精神保健審査会や管理者へのヒアリングの際、患者が自分の病気を理解するための何らかの作業に取り組んでいるという証拠として用いることが出来るので、強制入院中の患者にとってもまた都合がよいでしょう。

　医療従事者である我々の責務は、患者の暮らしが向上し、将来への希望が多少なりとも伝わるような、そういう情報を患者に提供することです。この目的を達成するために、このワークブックは患者が自分の病気に取り組み、学び、対処するための1つの仕組みを提供しようという試みなのです。

謝辞

　まずは、私の素晴らしい相棒、オズに格別の敬意を表します。彼の応援や励ましなしでは、私はこのワークブックを完成させられなかったでしょう。

　また、コンピューターをうまく使いこなせない私に辛抱強く力を貸してくれようとし、文法上の間違いを校正してくれた、申し分なく優秀な息子たちに感謝します。

　Kishore Seewoonarain 博士（司法精神科医専門医）は激励のコメントを下さり、私のワークブックに目を通すのに時間を割いて下さったことに感謝の意を表します。

　Rikita Patel（上級精神衛生薬剤師）からの参考になる助言に、大変感謝しています。

　最後に、応援してくれた同僚にも感謝します。しかし何と言っても私の勇気ある患者について述べないわけにはいきません。この難しい世界に関する多くの見識を私に与えてくれたのですから。

はじめに

「統合失調症」とは、精神保健の専門家が精神疾患の1つの病型を記述するのに用いる名前です。統合失調症を患うことは恐ろしい体験であり、あなたの人生すべてを台無しにしてしまうこともあるのです。

統合失調症は：

- ■ 自分に対する信頼を失うことがあります
- ■ あなたと家族や友人との関係に、問題を引き起こすことがあります
- ■ 仕事や学習に支障をきたすことがあります
- ■ 患者の中には、自分自身を傷つけたくなる人もいます
- ■ 患者の中には、症状が悪化した時に罪を犯す人もいます

このワークブックは数章に分かれており、読者に病気についての情報を与えてくれるでしょう。

これらの章で説明しようとしていることは：

- ■ 「統合失調症の人たち」に何が起こっているのか
- ■ 統合失調症は人生にどのような影響を及ぼすのか
- ■ どうやれば病気と付き合いながら生きていけるのか

これらの章によって困難を切り抜ける自信が得られ、あなたが自分の病気をコントロールできるようになることを目指しています。

患者、家族、専門家が1つのチームとして力を合わせれば、統合失調症の症状はそれほどの問題にはならないと言われるようになってきました。これらの章を通じて、こういった協力関係を作っていくことを目指しています。

はじめに

●あなた自身の病気を理解すること

　以下に挙げたのは、誰もがとてもよく知っている難しい病気、統合失調症について話し合う場合に、あなたやあなたの家族、仲間が切り出すような、ごくありふれた質問です。これらの質問はこれからの章の進行に沿ったものになっており、願わくは、あなたがずっと前向きな人生を過ごせるような自分の理解を高めるための情報をもたらしてくれるでしょう。

第1章

精神病とは何ですか？

統合失調症について、世の中の人はどう思っているのでしょうか？

日本では、何人が統合失調症だと思いますか？

統合失調症かどうかを調べる検査はありますか？

統合失調症にかかるとどうなりますか？

第2章

統合失調症は遺伝すると思いますか？

ストレスは統合失調症の原因になると思いますか？

非合法ドラッグを使っていて精神疾患になった人のことを、誰か知っていますか？

第3章

統合失調症は、脳と関係がありますか？

統合失調症の原因とならないものは何ですか？

有名な人で統合失調症にかかっている人はいますか？

> **第 4 章**
> 症状にはどのようなものがありますか？

> **第 5 章**
> 統合失調症は治療をすることができますか？
> 薬にはどういう効果がありますか？
> 私が飲んでいる薬には、どのような副作用がありますか？
> 薬を飲むのを止めたら、どんなことが起こりますか？
> 薬を飲んでいる時に、アルコールや非合法ドラッグを摂取したらどうなりますか？
> 私はタバコを吸ったり、カフェインを含む飲み物を飲んでもいいのですか？
> 精神病の症状が悪くなったら、私はどうなるのでしょうか？
> 薬を飲み続けることがどうしてそんなに大切なのでしょうか？

> **第 6 章**
> 自分の良い状態を保つために私に何が出来るでしょうか？
> 私にとって再発の「初期警告サイン」は何ですか？
> どのようにして私は再発を防ぐことが出来ますか？
> どのように私は「声」に対処出来ますか？
> 自分の奇妙な考えに対応するために、私には何が出来ますか？
> 私はどのように自信を取り戻し、自分の生活を立て直すことが出来ますか？
> この病気は私の家族や友人との関係に、どのような影響をもたらしますか？

目 次

監訳者まえがき
著者について ··· i
まえがき ·· ii
謝辞 ·· iv
はじめに ·· v

第1章　精神病とは何でしょうか？ ──────────────── 1

第2章　統合失調症の原因は何？ ───────────────── 14

第3章　統合失調症ってどんな病気なんだろう？ ────────── 33

第4章　統合失調症の症状とは ────────────────── 41

第5章　何のために薬を飲むのか ───────────────── 58

第6章　再発を防ぐために出来ること ──────────────── 83

参考文献、他 ─────────────────────────── 119

訳者あとがき ─────────────────────────── 122

索引 ────────────────────────────── 123

第1章　精神病とは何でしょうか？

●質問

　ここでの質問はテストではありません。この章を始める前に、知識を共有し、自分の病気について考えてもらうだけです。よくわからなくても、ちょっと考えてみてください。正しい答えや間違った答えなんてありません。

1．日本（訳注：原文ではイギリス。以下の文中も同様）では、何人くらいの人が統合失調症だと思いますか？

2．「精神病」という言葉は、どのような意味だと思いますか？

3．あなたの病気が始まったのは何歳の時でしたか？

4．自分の症状について、医師に気楽に話せますか？　それとも、話すのは難しいですか？

5．統合失調症について、一般の人はどのように理解していると思いますか？

第1章

第1章

　この章では、統合失調症に関してよく聞かれる、次の質問について考えていくことにしましょう。

1．精神病とは何ですか？

2．統合失調症について、世の中の人はどう思っているのでしょうか？

3．日本では、何人が統合失調症だと思いますか？

4．統合失調症かどうかを調べる検査はありますか？

5．統合失調症にかかると、どうなりますか？

第1章

●精神病とは何でしょうか？

精神科医は、精神疾患を大きく2つのグループに分けます。

神経症と精神病

「神経症」（訳注：1）は、「ストレスの症状（例えば、うつ、不安、強迫行為）を示す軽度の精神疾患のことで、現実とのつながりが失われることはなく、身体の病気に起因しないもの」を指します（Pearsall & Trumble, 2003）。神経症の状態では、例えば、異常なほど不安を感じたり、ドアに鍵がかかっているかを強迫的に確認したくなったりします。

神経症にかかった人が経験する症状について、他に知っていますか？

神経症の人は、ある程度、自分の言動を的確にとらえることが出来て、「病識」があります。「病識」とは、自分の行動が理屈に合わないことや、受け入れられないことを理解しているということです。

世間では、「精神病」という言葉が、怒りっぽいとか、訳がわからないという意味で使われることがあります。

「精神病」（訳注：2）という言葉が他にどんな意味で使われているか、聞いたことがありますか？

「精神病」とは、重度の精神的混乱のことで、とりわけ特に妄想があったり、現実世界とのつながりが失われてしまう場合を指します（Pearsall & Trumble, 2003）。つまり、何が現実で何が空想かを見分ける力がひどく損なわれている、ということです。

第1章

　統合失調症は、**精神病性障害**の1つです。統合失調症になると、周りの世界についての見方が歪められてしまいます（他の精神病性障害には躁うつ病があって、気分がとても高揚したり、とても落ち込んだりと気分が動揺します）。統合失調感情障害とは、統合失調症と気分障害が混じった病気のことです。

　症状としては：

- 「声」が聞こえる
- 考えがゴチャゴチャする
- ゾッとするような、普通じゃないことを考える

　精神病では、誰もしゃべっていないのに誰かの話し声が聞こえることがあって（幻聴）、それがあなたには、とてもリアルに思えることもあります。

　もしくは、あなたの事をよく知っている人にもなかなか分かってもらえないようなことを、強く思い込んでしまうこともあります（妄想）。

　他の理由で、精神病症状を体験することもあります。例えば、肺や尿路の感染、脳腫瘍のような、身体疾患が原因で、幻覚に悩む人もいます。こういった症状はほんの短期間しか続かず、抗生剤や手術で治療します。

　薬物乱用の場合にも、幻覚や精神症状が見られることがあります。例えば、非合法ドラッグやアルコールです。これらの症状は、薬物の使用をやめてしばらく経てば、普通消えてしまいます。

　体の病気や薬物乱用のせいで精神病になった人のことを、誰か知っていますか？

_____
_____
_____
_____
_____
_____
_____
_____

●統合失調症について、世の中の人はどう思っているのでしょう？

　一部の人たちは、統合失調症のことを「神経衰弱」とか「狂っている」とか、統合失調症の人はみん

な暴力的だ、などと言う人もいます。統合失調症についての最も一般的な誤解は、「人格が分裂している」というものです。

　統合失調症についての否定的な表現を他に聞いたことがありますか？

　統合失調症は、上記のどれでもありません。「ジキルとハイド」みたいな状態でもなければ、「人格が分裂している」のでもないし、統合失調症の人が暴力をふるうことはめったにありません。

　統合失調症についてのこういう否定的な表現について、あなたはどう思いますか？

　どうして、一般の人々は否定的な態度を取るのだと思いますか？

　統合失調症に対する一般社会の見方は、治療の進歩からはずいぶん遅れてしまっています。この病気に対する無知がまだまだ多すぎます；それでも最近では、統合失調症の人を細やかに描いた映画や、統合失調症の人が登場するテレビが増えてきました。その上こういった作品では、病気になるとどうなるのかをかなり現実に近い形で教えてくれています。このような映像表現の仕方は、一般の人々に統合失調症を理解してもらうためのいくつかの適切な方向性を示していると言えるでしょう。

　統合失調症と診断されるまで、あなたは統合失調症についてどのように考えていましたか？

　ここで言えることは、統合失調症というのは、自分に原因があるのではないということです。考えや感情、行動がとてもかき乱され、混乱してしまうような病気なのです。

第1章

●日本では、何人くらいの人が統合失調症だと思いますか？

あらゆる精神疾患の中でも、統合失調症はとりわけつらいものの1つと言われますが、人々が考えている以上にありふれた病気です。100人に1人の割合で病気になり、誰でも、男性でも女性でも、どんな身分の人でも、世界中のどの国の人でも、人種や文化や宗教に関わらず、どの人にもなる可能性があります。（National Schizophrenia Fellowship, 2001）

日本では、何人くらいの人が統合失調症だと思いますか？

統合失調症の人は世界中に5,100万人いて（National Institute of Mental health, 2006）（訳注　2001年にWHOは世界中で2,400万人と発表しているが、ここでは原書の記述のままとした）、現在日本には統合失調症の人が757,000人（訳注：3）います。また、そのうち19歳以下の人は42,100人います（厚生労働省、2007年）。

現在日本では198,900人の人が統合失調症で入院しています。（厚生労働省、2007年）

あなたの病気が始まったのは何歳の時でしたか？

その時、あなたにはどんな症状がありましたか？

統合失調症は女性よりも男性の方が早く始まることが多いのですが、なぜだかわかっていません。健康で若い人が、思いがけず、統合失調症になるのであり、多くの場合なんの前触れもありません。

●統合失調症かどうかを調べる検査はありますか？

統合失調症かどうかを調べる特別な検査はありません。統合失調症は、病気がいつから始まったのかをはっきりさせることが難しい病気だからです。

第1章

これには3つの理由があります。(Birchwood & Smith, 1996)

1．統合失調症は精神の問題であって、身体の問題ではありません。何かがおかしいというはっきりとしたサインがないこともあります。

例えば、身体の病気であれば、病気にかかった人には、何らかの症状があります。

■ 発熱（体温が高い）は、体温計で測れる
■ 高血圧（血圧が高い）は、血圧計で測れる
■ 貧血（赤血球の数が少ない）は、血液検査で測れる

これらの不調は全て、医師が身体の病気を診断する際に測ることが出来るものです。

足を骨折したかどうかを診断する際に、医師はどのような検査をしますか？

糖尿病かどうかを診断する際に、医師はどのような検査をしますか？

肺感染症を診断する際に、医師はどのような検査をしますか？

統合失調症を診断するのは、容易ではありません。医師は、患者さんが語る、普通とは違う体験や行動を手がかりにして、患者さんがどんな病気にかかっているのかを決めていくだけなのです。

あなたの症状のことで医師と気楽に話せましたか？

2．自分が経験した症状について、話すのが嫌な人もいます。

自分が狂っていると思われるのではないかと怖くなったり、入院させられるのではないかと怖くなったりするからです。

病気になって日が浅く、まだどこかで診察を受ける前には、自分が体験している症状が怖くなかった

第1章

ですか？

　自分でどこがおかしかったと思いますか？

　最初の頃、あなたの症状について主治医と話し合うことに、怖さや不安はありましたか？　もしそうなら、それはどのようなものでしたか？

　症状について、主治医とオープンに正直に話せるようになるまで、どれくらいかかりましたか？

　主治医と話してどうでしたか？　役に立ちましたか？

　今までに、もしくは今でも、あなたが話すのが一番難しい症状は何ですか？

　それはどうしてでしょう？

3．統合失調症の症状のいくつかは徐々に現れてきますが、10代半ばにゆっくりと始まることがよくあります。

　行動が徐々に変化していくことが、精神疾患の1つのサインなのか、ティーンエイジャーにはよくあ

る単なる反抗なのか、見分けていくのは難しいことです。統合失調症の症状は、思春期の始まりの頃と似ていることがあります。

例えば：

- 昼間は疲れていて、夜に活動しすぎる
- 家族ではなく、1人で食事がしたい
- 家族や他人に腹を立てやすく、頭に血がのぼる
- 信仰を変えるか、信心深くなる
- タバコが増える
- 孤立したり、だらしなくなる
- うるさく楽器を演奏する
- 集中するのが難しいと気づく
- 考えがぼんやりしたり、混乱する

ゆっくり変化するので、あなたのご両親も問題に気がつかないことがあります。

あなたの病気が思春期に始まっているなら、先ほどの症状の中で、どれか自分に当てはまりますか？ 特にどの症状ですか？ それ以外にも何かありましたか？

症状のせいで、家族とうまくいかないことがありましたか？

それはどのようにですか？

結論としては、統合失調症のための特別な検査はありません。医師は、「声」といった病気の症状によって判断しなければなりません。医師は、あなたがどれくらい治療に反応するかを観察し、あなたが統合失調症かどうかを判断します。

第 1 章

●統合失調症にかかると、どうなりますか？

　統合失調症になるとどうなるか、というのを説明するのは本当に大変です。統合失調症の人たちは、見たこともない人からいつも責められると話します。いつでも誰かに嫌がらせされるとか、誰かが自分の考えをコントロールしていると言う人もいます。それなのに、本人にはなぜこのようなことが起きているのか全く分からず、そういう相手を見つけることも出来ません。さらに悪いことには、本人がこのようなことで苦しんでいるのがはっきりしていても、誰も病気に気がつかないことだってあります。

　こういうことは、統合失調症でない人が、統合失調症にかかるとどうなるかをイメージしていくのに、役にたつかもしれません。

　あなたにも上に述べたようなことがありましたか？　そして、自分に起こったことを誰かに話したことがありましたか？　するとその誰かが、あなたの言ったことにちょっとうろたえたり、無視したりしましたか？

　それとも、誰かがあなたを怖がったり、距離を取ったりしましたか？

　あなたが引きこもり気味になったり、混乱するのは当然です。

　統合失調症でない人には、統合失調症の人がどんな体験をしているのかを理解するのはとても難しいことです。家族や友だちにとって、どうすれば助けられるのか分からないまま、愛する人が悩んでいる姿を見ていることは怖くて苦しいことなのです。

　あなたの診断について、あなたの友だちや家族はどう感じたと思いますか？

　統合失調症とは何なのか、脳の化学物質が作用している病気で、それが考えや感情や行動に順番に影響を及ぼす、ということ以上は誰も知りません。

第 1 章

統合失調症と診断されることで怒りを感じたり、悲しくなったりする人もいます。病気のことで烙印を押されてしまったように感じ、苦しく思うからです。病気が終身刑のように思えたと言った人もいます。

あなたが統合失調症だと言われた時、同じような気持ちになりましたか？

しかし統合失調症の人のなかには、診断がついてホッとしている人もいます。診断がついたことで、自分だけが病気ではないことを知り、この病気は治療できることを知り、すぐに援助を求めることができると気づくからです。

このような意見について、あなたはどう思いますか？

このワークブックが全て終わった頃には、自分の病気についてよく理解出来るようになり、自分の状態のネガティブな点よりも、当たり前でポジティブな生活に向けて取り組んでいくことに重点をおくようになるでしょう。

第1章

あなたは統合失調症だ、と言う主治医の意見に賛成できますか？

もしそうでなければ、自分はどんな病気だと思いますか？

　主治医の診断に納得がいかなくても、気持ちを柔軟にしてこのワークブックを続けてみて下さい。最後の章が終わってから、まずはあらゆる事実に十分気がついてから、決めればいいのです。
　訳注1：精神医学では精神疾患を伝統的に神経症と精神病に区別してきた。アメリカ精神医学会による診断基準DSM-Ⅲ（1980）（Diagnostic and Statistical Manual of Mental Disorders）では「神経症」という疾患名が削除された。
　訳注2：ここでは神経症に相対する概念としての精神病である。
　訳注3：現在治療中の患者数であり、未治療患者を合わせると我が国での統合失調症患者数は100万人いると言われている。

●章末問題

あなたが第1章で分かったことや学んだことから、重要だと思ったことを3つ挙げてみて下さい。
(思い出すために、もう1度ノートを見直しても構いません)

1)

2)

3)

第2章 統合失調症の原因は何？

●質問

　ここでの質問はテストではありません。この章を始める前に、知識を共有し、自分の病気について考えてもらうだけです。よくわからなくても、ちょっと考えてみて下さい。正しい答えや間違った答えなんてありません。

1．統合失調症は遺伝すると思いますか？

2．ストレスは統合失調症の原因になると思いますか？

3．非合法ドラッグを使っていて精神疾患になった人のことを、誰か知っていますか？

第2章

　この章では、統合失調症の原因に関してよく聞かれる、次の質問について考えていくことにしましょう。

1．あなたの統合失調症は遺伝のせいでしょうか？

2．ストレスは統合失調症の原因になりますか？

3．非合法ドラッグは、統合失調症の原因になりますか？

第 2 章

　今のところ、統合失調症を引き起こすただ 1 つの原因というのは見つかっていません。病気に関係する引き金はきっとたくさんあり、実際には、誰が病気になるかを知る方法などありません。

　今からいくつかの説を挙げていきますが、これから話し合っていくように、統合失調症の原因が何なのか、確かなことは誰も知らないのです。

●あなたの統合失調症は遺伝のせいでしょうか？

　統合失調症の人の多くは、家族に同じような病気の人はいませんが、ときには、家族に統合失調症の人が続くこともあります。

　あなたの家族には、統合失調症の人はいますか？

　統合失調症の人の 10 人中 9 人が、家族の中で初めて病気になった人ということになります（Burchwood & Smith, 1996）。

統合失調症になる確率は
家族歴なし　　　1％
兄弟か姉妹が統合失調症　　9％
片親が統合失調症　　12％
両親が統合失調症　　40％
一卵性双生児（一方が統合失調症）　　25-50％
二卵性双生児（一方が統合失調症）　　10％

（Leff, 1996, p.5）

　一卵性双生児は、全く同じ遺伝子（遺伝の情報を運搬する装置）を持っています。もし、統合失調症が遺伝だけのせいなら、双子の片方が統合失調症であれば、もう片方も必ず病気になるはずです。

　このような確率や遺伝について、どう思いましたか？

家族の誰かが統合失調症だからといって、家族の他の人まで統合失調症になるということではありません。

　子どもが欲しいと思っても、こういった可能性のせいで気持ちが変わってしまうかもしれないと思いますか？

　もしあなたが子どもを望むなら、上記の数字を理由に子どもをもつことを思いとどまるべきではありません。あなたが統合失調症なら、あなたの子どもが統合失調症になる可能性は 12％ です。

　言い換えると、88％ の可能性で、子どもは統合失調症にはならないということです。

　このことをどう思いますか？

　それにもしあなたの子どもが統合失調症になっても、同じ病気の人が親だと、症状を早く見つけ出して援助を求めることが出来るので、それがあなたの強みです。

　だから、統合失調症の人が子どもを欲しくても子どもを持つべきではない理由など、どこにもないのです。

●ストレスは統合失調症の原因になりますか？

　人には誰しも、人生の中で起こってくる難問や変化に耐えられるレベルというのが、それぞれ決まっています。でも、状況があまりにも難しい場合、自分たちの状態を「ストレスがたまっている」と言ったりします。

　いろいろな状況でストレスがたまります。ストレスは誰にでも、どの人にも起こります。日常生活においてとりわけ大切な要素でありながら、ストレスの原因となるものは：

第 2 章

- ■ 仕事のプレッシャー
- ■ 家族の問題
- ■ お金の心配
- ■ 人間関係の問題
- ■ 環境への適応の問題
- ■ 身体疾患からくる痛み

過去に何にストレスを感じましたか？

ストレスは、胃の不快感や集中力の低下など、身体や気持ちに問題を引き起こします。

ストレスによって引き起こされる身体の問題にはいくつかあります。それは：

- ■ 高血圧
- ■ 胃潰瘍
- ■ 頭痛
- ■ 性機能障害

ストレスが原因となる身体の病気を他に考えられますか？

言うまでもなく、ストレスは精神的にも影響します。それは：

- ■ 不安
- ■ うつ

ストレスの影響は、普通は時間と共に解決します。自分のストレスの原因が何か分かって、それがどう自分に影響するかを見抜いていれば、ストレスとうまく付き合うために、積極的に対策を立てることが出来ます。

統合失調症の人のなかには、最初に症状が出る前に何らかのストレスを体験していることがありま

す。例えば：

> ■ 引っ越し
> ■ 試験
> ■ 死別

病気になる前に、何かストレスになることはありましたか？
_____
_____
_____

> ストレスは統合失調症の原因ではありません。しかし、病気の引き金になることがあります。

ストレスに対して、違った方法で対処する人もいます。好ましくない対処法としては：

> ■ タバコ
> ■ 過剰のアルコール
> ■ 非合法ドラッグの使用
> ■ 他人への八つ当たり
> ■ 怒りの爆発

普段、ストレスにどう対処していますか？
_____
_____
_____
_____

ストレスへの対処法をもっと知りたいですか？ もしそうなら、どうしてですか？
_____
_____
_____
_____

第 2 章

> ストレスは、統合失調症の再発の原因にもなることが知られています。

今までに、病気の再発や病気の悪化はありましたか？

もしそうなら、ストレスは原因でしたか？

　私たちの生活において、ストレスを避けることは出来ません。それは、普段の日常生活の一部になっているからです。強調しておきたいのは、再発するといけないからといってストレスを恐れるべきではない、ということです。

　ストレスに効果的に対処する技術を学ぶことがとても大切であり、それによって将来の再発をいくらかでも防ぐのに役に立つのです。

> ストレスが統合失調症の原因でないことを覚えていて下さい。しかしストレスは、発病や再発につながる症状の悪化を引き起こすことがあります。

　ここからは、もっと効果的にストレスとつきあうために、いくつかの提案をしていきます。

ストレス

　ストレスは、緊張や不安、プレッシャーや心配、気持ちが張り詰めている状態と表現できます。あなたの気持ちは、ストレスにものすごく影響されます。あまりに過剰なストレスは危機的な状態をもたらし、病気の再発につながり得ることを忘れないことが大切です。ストレスを感じる状況で、もっと効果的に対応する方法を学んでおくことが必要です。

　ストレスのたまる出来事が起きた場合の対処法の1つは、結果を、もっとポジティブで処理しやすい形に変えることです。

　次に、ストレス状況に直面した時の対処法をいくつか挙げていきます。ストレスがかかった時に、考

え方や感じ方を変える方法や、身体がストレスに反応した時の切り抜け方も盛り込まれています。

ストレスのたまるような状況に陥ったら

努力して自分の意見をもっとはっきり言えるようになったり、話し合いやスケジュール管理がうまくなることで、ストレスの多い状況でも結果を変えていくことが出来ます。

例えば、あなたには、いつも自分の後をついてまわる友達がいるとします。でも時には、自分のプライベートな空間が欲しくなります。あなたは診察の予約を取りに行こうと急いでいるのですが、出かけようとするあなたに、友達がついていってもいいかと聞いてきます。それで、あなたは友だちに不満を感じてイライラしています。

この場面で、あなたの感じるストレスを和らげるには、どういうことを言ったりしたり出来るでしょうか？（結果を変える方法について、上記の文章を参考にしてみて下さい）

効果的に自分の必要なことを伝え、自分自身を主張することで、他の人があなたを理解しやすくなります。

[もしこのスキルを学ぶのに手助けがいるなら、担当看護師に聞いてみて下さい。]

考え方自体がストレスの原因になるなら

肯定的に自分に話しかけ、ユーモアを活用することで、物事が違って見えるようになり、あなたの考え方を変えていくことが出来ます。

次のような場面を考えてみましょう。あなたは、友だちが自分のことを悪く考えないかどうかを心配していて、しかもその友だちとは喧嘩をしたくないと思っています。あなたはその友だちをいい友達と思っているからです。

見方を変えていけば、ストレスをあまり感じなくてすみます。どうすれば自分の考え方を変えていけるでしょうか？（考え方を変える方法について、上記の文章を参考にしてみて下さい。）

第 2 章

　わたしたちはストレスを悪く考えてしまいがちですが、自分たちの考え方を点検しておくことで、何が起きているのかを冷静に見つめることが出来ます。

　「1 人で引き受けちゃ駄目」とか、「自分の時間を過ごしたいなら、私にはそうする権利がある。」と言った自分を落ち着かせるメッセージを使いましょう。

　それに冗談で心を軽くすることが出来るようになると、ストレスに押しつぶされることも減るでしょう。

[もしこのスキルを学ぶのに手助けがいるなら、担当看護師に聞いてみて下さい。]

感じ方自体がストレスの原因になる場合

　自分に肯定的に話しかけ、自分と関わりのある人や近しい人と話し合うことで、気分を変えていくことが出来ます。

　次のような場面を考えて見ましょう。あなたは、友だちの気持ちを傷つけてしまったかもしれないと申し訳ない気持ちになっていて、関係が崩れてしまうような不安を感じているとします。

　見方を変えていけば、ストレスをあまり感じなくてすみます。どうすれば自分の気持ちを変えていけるだろう？（気分を変える方法について、上記の文章を参考にしてみて下さい。）

　友達や親戚、専門家と話し合うことで、そのような事態にも役に立ち、自分の考えを変えることが出来ます。

　問題を分かち合えば、問題は半分になると言われます。

[もし、このスキルを学ぶのに手助けがいるなら、担当看護師に聞いてみて下さい。]

ストレスのかかる状況で、あなたの身体が反応するようなら

　リラクゼーションや、誰か親しい人に話を聞いてもらうことで、あなたの身体の緊張を解きほぐすやり方を新たに見つけることが出来ます。

　あなたがストレス状況について考えている間、心臓の鼓動は早くなり、筋肉には緊張が走ります。どうすれば、あなたの身体の緊張を和げ、ストレスをあまり感じなくて済むようになるでしょう。（あなたの身体の緊張を和らげる方法については、上記の文章を参考にしてみて下さい。）

　心と身体をリラックスさせることは、身体的かつ心理的な緊張を取り除くのに役立ちます。
　　　[もし、このスキルを学ぶのに手助けがいるなら、担当ワーカーに聞いてみて下さい。]

　ストレスから開放され、気分が良くなるために、**役に立つ対処方法**をいくつか挙げます：

- ■ 音楽を聞く
- ■ テレビを見る
- ■ 入浴する
- ■ 日記に自分の考えを書いてみる
- ■ 運動やスポーツをする
- ■ リラクゼーションを行う
- ■ ユーモアや笑い
- ■ 処理できる程度にまで問題を分解し、問題を解決する
- ■ 健康的な食事や十分な睡眠を楽しむ
- ■ 気をそらす、例えば、1から10まで数える
- ■ コントロールを保っていることを、自分で誉める
- ■ すぐにしなければならないことに、重点的に取り組む
- ■ ガーデニングをする
- ■ 自分の興味のある場所を訪れる
- ■ 町の中心に出かける

第 2 章

- ■ 友人や家族を訪問する
- ■ 絵を描く

ストレスを感じた時にやりかねない、けれども**あまり好ましくない**ストレス対処法をいくつか挙げます：

- ■ タバコ
- ■ 非合法ドラッグやアルコール
- ■ 問題を避ける
- ■ 他人に八つ当たりする
- ■ 孤立したり、他人と一緒にいたくない
- ■ 問題があることを否定する
- ■ 活動しすぎたり、忙しくしすぎる
- ■ 食べ過ぎ（過食）や食べない
- ■ 自分を傷つける（自傷）

ストレス状況で、前者と後者のどちらが望ましい結果をもたらすと思いますか？

ストレスを感じている時、あなたは大体どちらのやり方をしますか？

最近、ストレスを感じた場面を思い出し、ストレス日記を完成させてみましょう。

ストレス日記の例

日時

何があったのか、手短に書きましょう

その時にあなたが経験した感情を言葉にしてみましょう。その感情がどれくらい強かったかによって、0-10の得点（0＝とても弱い、10＝とても強い）をつけよう。

あなたの心にはどんな考えが浮かびましたか？

そのストレスに対応するため、どんな対処法を使ってみましたか？

それはうまくいきましたか？

もしうまくいかなかったならば、なぜうまくいかなかったと思いますか？

もしあなたの対処法でうまくいかなかったのならば、何か違ったことが出来たかでしょうか？

毎週やってみましょう。

Understanding Your Schizophrenia Illness: A Workbook, Chris Healy,
©2007, John & Sons, Ltd

第 2 章

●非合法ドラッグは統合失調症の原因になる？

　非合法ドラッグを使うことで、例えばエクスタシー（E）、LSD（アシッド）、アンフェタミン（スピード）、大麻（ハッシュ、ポット、マリファナ、スカンク、ドープ、マリファナたばこ）や他の非合法性ドラッグによって、統合失調症の症状が時にもたらされるようです。大麻と統合失調症発病との関係について、かなりはっきりとした報告があります（Doughty, 2006）。

　それによれば、統合失調症へのなりやすさは大麻使用者では6倍以上で、18歳以前に大麻を使い始めた場合には特に統合失調症になりやすくなります（Chapman, 2002）。

　研究の結論は：

> 　大麻を最初に使い始めた年齢が若いほど、使い方が激しいほど、精神疾患、特に統合失調症にかかりやすくなるようです。
>
> 　大麻には高濃度のTHC（テトラヒドロカンナビノール、精神活性化合物）が多く含まれており、それによって脳の化学物質のバランスが崩れてしまいます。

過去に非合法ドラッグを使ったことがありますか？
_____

もしあるなら、どの非合法ドラッグを使いましたか？
_____
_____
_____
_____
_____

大麻を使ったことがあるなら、上の研究の結論を見てどう思いましたか？
_____
_____
_____
_____
_____
_____

誰か、例えば友だちの中に、非合法ドラッグを使って統合失調症に似た症状を経験したことがある人を知っていますか？　どのような状態だったかを教えて下さい。

その人は、その後、後に統合失調症になったかどうかを知っていますか？

これからの7つの質問は、非合法ドラッグを使っている人向けのものです。

非合法ドラッグを使う際、それを自己治療（自分が困っている症状を抑えるのに役立てるため）として使いましたか？

もしそうだとしたら、特にどの症状に対して役に立ちましたか？

非合法ドラッグはどんな風に役に立ちましたか？

自分は非合法ドラッグをやめるべきだと思いますか？

それはどうしてですか？

非合法ドラッグをやめるのは難しいだろうと思いますか？

第 2 章

非合法ドラッグに手を出さないためには、助けが必要ですか？

なぜ非合法ドラッグをすべきではないのか

人が非合法ドラッグに手を染めてしまう理由はたくさんあります。主には、クスリがもたらす体験を楽しむためですが、好奇心や反抗心、仲間からのプレッシャーからクスリに手を出す人もいます。使ったことがあるなら、あなたがクスリに深入りしてしまうようになったのには、何か訳がありますか？

先ほども述べたように、統合失調症にかかっている最中に非合法ドラッグを使うと、多くの問題が起こります。日常の事柄の見え方が普段と変わり、あなたの行動にも影響が出ます。

ほとんどの非合法ドラッグが、主に迫害的な感情（被害妄想）を引き起こします。他にも、そわそわする、不眠、うつなどの症状が出ます。

非合法ドラッグ（やアルコール乱用）によって：

- 精神症状が戻ってきたり、現在の症状が悪化しやすくなります
- 家族と口論になり、家族を失いさえするかもしれません
- クスリをやめようとすると、離脱症状に苦しみます
- あなたの薬の効きを妨げ、ある種の副作用が強くなります
- うつになったり、自殺をします
- 仕事をしたり、友人とうまくつきあっていくのが難しくなります
- 胃や肝臓など、身体を傷めます
- 周囲の誰からも信頼されなくなります
- プライドが傷つきます
- 病気の再発を予防するのが難しくなります
- 短期間は気分が良くなっても、長期的にみればかなりのダメージです
- お金がかかります
- 犯罪を犯すことになります

非合法ドラッグを使ったことがあるのなら、そのせいで何か問題が起きましたか？

非合法ドラッグを断ることで：

- ■ 理にかなった考えが出来るようになります
- ■ あなたはもっと健康になります
- ■ 初期の段階で再発を抑え、妨げます
- ■ 仕事や友人をなくす可能性が低くなります
- ■ お金が出て行かなくなります
- ■ 家族があなたのことを、もっと信用してくれます
- ■ どんな精神症状にも、もっと用心するようになります
- ■ 家族との関係がもっと満足なものになります
- ■ 犯罪を犯すことがなくなります
- ■ 自分の人生をくじけずに毎日、生きていけます
- ■ 自分の病気を比較的コントロールしやすくなります
- ■ 記憶力が良くなります

非合法ドラッグを断る場合に、このリストの中であなたにとって大切なものは何ですか？

もしもあなたが、自分は統合失調症ではなくて、薬剤性の精神病だと思っているのならば、そう思うのはどうしてですか？

第 2 章

非合法ドラッグを使用している最中に体験するのとそっくりの症状（例えば被害妄想）で、時々悩まされることがありますか？

現時点では非合法ドラッグを使用していないのに症状があるのであれば、これはどういうことでしょうか？

統合失調症と診断されたことを受け入れるのは難しいですか？

そうであっても無理はありません。主治医や担当ワーカーに、是非、その気持ちを話してみて下さい。

統合失調症で、なおかつ非合法ドラッグやアルコールの問題がある場合、精神保健の専門家は、あなたには「二重診断」（dual diagnosis）があると言うでしょう。（Rethink, 2006）

ここで振り返ってみましょう。非合法ドラッグに**手を出す**ことで、**得られる**ものは何ですか？

非合法ドラッグに**手を出さない**ことで、**得られる**ものは何ですか？

非合法ドラッグに**手を出す**ことで、**失う**ものは何ですか？

第 2 章

非合法ドラッグに手を出さないことで、失うものは何ですか？

> あなたの心の健康や幸せ以上に、もっと大切なことなんてあるでしょうか？

> 人生は一度きりです。有意義で味わいのある人生にしましょう。

第 2 章

●章末問題

あなたが第 2 章で分かったことや学んだことから重要だと思ったことを 3 つ挙げてみて下さい。（思い出すために、もう 1 度、ノートを見直しても構いません）

1)

2)

3)

第3章　統合失調症ってどんな病気なんだろう？

●質問

　ここでの質問はテストではありません。この章を始める前に、知識を共有し、自分の病気について考えてもらうだけです。よくわからなくても、ちょっと考えてみてください。正しい答えや間違った答えなんてありません。

1．脳についてこれまでどんなことを学校で習いましたか？

2．統合失調症の原因について聞いたことがありますか？

3．統合失調症を患っている有名人を誰か知っていますか？

第3章

第3章

　この章では、統合失調症の原因に関してよく聞かれるいくつかの質問をします。

1．統合失調症は、脳と関係がありますか？

2．統合失調症の原因とならないものは何ですか？

3．有名な人で統合失調症にかかっている人はいますか？

第3章

●統合失調症は脳と関係がありますか？

脳についてこれまでどんなことを学校で習いましたか？

脳は驚くべき仕事をしています：

> ■ 体温、血圧、心拍数、呼吸をコントロールしています。
> ■ 目、鼻、耳などの五感を通して得た情報から、身の回りで起こっていることを理解します。
> ■ 歩く、話す、座る、立つなどの体の動きすべてを扱います。
> ■ あなたが考えたり、夢を見たり、色々な感情を持つのも脳の働きです。

そう、これら全てがあなたの脳の仕事なのです。

脳を含めた神経システムはたくさんの異なる細胞から成っていますが、その中心となる神経細胞は**ニューロン**と呼ばれています。

あらゆる感覚（チョコレートの味）、動き（飛んだり跳ねたりする）、考え（髪を洗わなくちゃ）、記憶（初めて登校した日）、そして感情（私って幸せ）、これらはニューロンを通ってやって来た信号によりもたらされます。

他の例を挙げてみましょう：

感覚（聴く、視る、味わう、触る、臭う）　_____
運動　_____
思考　_____
感情　_____

これらは全て、互いに情報をやりとりしているニューロンの成果です。

これらのことをするのに、どのくらいの数のニューロンが必要だと思いますか？

第3章

　私たちは、電子化学的シグナルやメッセージを集めたり伝達することができる数百万のニューロンを持って生まれてきます－それはまるでコンピュータ回路のようです（Marieb, 1989）。

　科学者は**シナプス**を研究することによって、これらのニューロン、神経細胞についてたくさんの知識を得てきました。シナプスは、細胞同士を分ける小さな隔たりです。シナプスでは、**神経伝達物質**と呼ばれる特別な化学物質が働いて、ある細胞から次の細胞へ情報が伝えられます（Marieb, 1989）。

　脳が統合失調症においてある一定の役割を果たしているのではないかと考えられているのは、このシナプスという領域においてです。統合失調症の患者さんでは、ある種の化学物質が過剰に存在すると言われています。この化学物質は**ドーパミン**と呼ばれ、統合失調症の症状をコントロールする働きがある薬は、ドーパミンの濃度を減らす働きがあるようです。

　ドーパミン濃度のこのような変化は、目・耳・鼻・皮膚からもたらされる情報を伝達する神経に混乱と当惑を引き起こします。その結果、患者さんは実際に存在しないものを見たり、聞いたり、嗅いだり、感じたりします（P.45～50参照：幻覚）。あるいは、身の回りにあるものを偽りのものや不合理なものだと思います（P.50～54参照：妄想）。

　他の化学物質や脳の受容体も影響すると言われていますが、それ以上の研究はまだ途上にあり、統合失調症の原因を発見できていません（訳注：近年では、グルタミン酸、セロトニン等のドーパミン以外のさまざまな化学物質も統合失調症に影響すると考えられている）。

　統合失調症を引き起こす原因について、ほかにどんな説明がありましたか？

　脳内のドーパミンが増加することは統合失調症の原因に関する主な説明の一つではありますが、その他にも次のような理論があります。

■ 脳室の拡大
■ 遺伝
■ 出生時の小さな損傷
■ 母親のウイルス感染
■ 非合法ドラッグの摂取、特に大麻（Chapman, 2002）
■ 欠損のある染色体（遺伝子）（米国国立精神保健研究所、2004）

　これらの説明のいずれもが、統合失調症の原因についての完全な回答とは言えません。しかし、多くの精神科医は、統合失調症は色々な要因の組み合わせによってもたらされると考えています。それは以

下のような考え方です：

> おそらく遺伝子の構成により、統合失調症へのなりやすさが決められている。そして、例えばストレスや非合法ドラッグなどの環境要因が引き金となって、発症に至るのであろう。

ドーパミンの増加と統合失調症の関連がわかりましたか？

この理論をあなた自身の言葉で説明してください。

もし、ドーパミンの増加と統合失調症の関連がわかりにくければ、次の章に進む前に、主治医や担当スタッフと話をしてもう一度病気について学びましょう。

●統合失調症を引き起こす原因ではないものは？

多くのものが統合失調症の原因からは除外されていることを私たちは知っています。
それは以下のような事柄です：

- 家族の生活や教育
- 知的能力の低さ
- 人格

複雑な家族関係が統合失調症の引き金になるとは証明されていません。しかし、病気の再発を防ぐために、家族は重要な役割を負っています。

統合失調症を引き起こす原因について、あなた自身の考えを書いてください。

第 3 章

●有名な人で統合失調症にかかっている人はいますか？

シド・バレット	ピンク・フロイドというバンドのメンバー。
エドアード・アインシュタイン	アルバート・アインシュタインの息子。
アンディ・ゴラム	スコットランドのサッカー選手で、レンジャーズというチームのゴールキーパー。
ジェイムズ・ベック・ゴードン	1960年代から1970年代に活躍したドラム演者。
ピーター・グリーン	フリートウッド・マックというバンドのギタリスト。
メアリー・トッド・リンカーン	有名なアメリカ大統領、エイブラハム・リンカーンの妻。
ジョン・ナッシュ	数学者で、1994年にノーベル賞を受賞した。2001年のヒット作である「ビューティフルマインド」という映画では、彼の闘病生活が詳しく描かれている。
ヴァーツラフ・ニジンスキー	ロシアのバレエダンサー。
ナンシー・スパンゲン	セックス・ピストルズというパンクロックバンドのメンバーである、シド・ヴィシャスの彼女。

(Schizophrenia.com, 2006)

このような人たちが統合失調症にかかっていることを知っていましたか？　あるいは知らなくて驚きましたか？

第 3 章

　統合失調症にかかっている有名人がいることで、「統合失調症」についての考え方が変わりましたか？

　病気にも関わらず病気に対処して成功した有名人がいることを知り、彼らが病気に対処した方法を知ることであなた自身の病気に対する見方が変わりましたか？

第 3 章

●章末問題

あなたが第 3 章で分かったことや学んだことから重要だと思ったことを 3 つ挙げてみて下さい。(思い出すために、もう 1 度、ノートを見直しても構いません)

1)

2)

3)

第4章　統合失調症の症状とは

> ●質問

　ここでの質問はテストではありません。ただ、この章を始める前に、知識を共有して、自分の病気について考えてもらうためのものです。よくわからなくても、ちょっと考えてみてください。正しい答えや間違った答えなんてありません。

1．あなたにとって「幻聴」という言葉はどういう意味ですか？　あなたやあなたの知り合いが経験した幻聴の例を挙げてください。

2．あなたにとって「妄想」という言葉はどういう意味ですか？　あなたやあなたの知り合いが経験した妄想の例を挙げてください。

3．あなたは「陰性症状」「陽性症状」という言葉を聞いたことがありますか？　それはどんなものだと思いますか？

4．あなたの病気の症状を挙げてみてください。

5．そういう症状が出たときには、どんな感じがしましたか？

第 4 章

●症状とは？

　明らかな兆候がないこともあるので、統合失調症を認識することは必ずしも簡単ではありません。あなたの症状が明らかになるにはしばらく時間がかかるかもしれないし、あなたが自分の経験していることについてあまり語りたくないかもしれません。

　第 1 章で述べたように、病気にはその症状を認識し易いものもあって、例えば「感冒」がそうです（症状は咳、発熱、くしゃみなどです）。

　しかし、あなたは「ライム病」や「筋ジストロフィー」の症状を知っていますか？　まず知らないと思います。それと同じで、あなたが初めて統合失調症になった時も、自分の症状を症状とは分からなかったでしょう。

　あなたが自分に「何かおかしなことが起こっている」と気付くことになった最初の症状、もしくは異常な体験はどんなものでしたか？
_____
_____
_____
_____
_____
_____
_____
_____

　自分の調子が悪いと気付くまでにどのくらい時間がかかりましたか？
_____

　治療を受けるまでに数ヶ月、数年かかる人もいます。

　病気の始めの時期には、自分のどこが悪いのか分からず、統合失調症の症状も良く知らなかったり、病気にかかっていることにも気付かなかったりするため、とても怯え、不安になるものです。

　統合失調症では色々な症状の出方があり、二人として同じ症状の人はいません。しかしながら、症状のせいで**行動、思考、感情**が冒され、患者さんを取り巻く世界感が変わってしまうことは共通してよく見られます。

　それでは、症状とはどんなものでしょうか？

第 4 章

最もよく認められる症状としては：

- **妄想**（誤った信念）：例えば実際にはそうでないにも関わらず、人々があなたに悪事を企んでいると考えること（いわゆる「被害妄想」）や、あなたが有名人だと信じ込むこと（いわゆる「誇大妄想」）など
- **幻覚**：他の人には聴こえないもの、見えないもの、臭わないもの、しない味、感じない存在を感じること
- **作為体験**：物や事や人があなたの考えを説明のつかない力でコントロール出来る、と信じること
- 社会的接触からの**引きこもり**や、風呂に入ることや身だしなみを整えることが面倒になること

医師が**陽性症状**や**陰性症状**について話しているのを聞いたことがあるかもしれません。この言葉を耳にしたことがありますか？

統合失調症の症状は通常大きく二つに分けられます：
陽性症状は通常、その人の思考に以前は無かった何かが加わったものです（Birchwood & Smith, 1996）。
例が思いつきますか？

1つの例は「声」が聴こえることでしょう。これは、病気になる前にはあなたには無かったけれど今はあるかもしれないものです。**本来はあるべきものではありません。**
陰性症状は通常、もともとあった体験や行動から失われたものです（Birchwood & Smith, 1996）。
例が思いつきますか？

1つの例は他人との交流に急に関心が無くなることでしょう。これは以前、あなたが**出来**ていたかもしれないものですし、**本来はあるべきものです。**

陽性症状と**陰性症状**はそれぞれ良い症状、悪い症状を意味している訳ではありません。

> 2つのタイプの症状があるということで、統合失調症に2つのタイプがあるということではありません。

第 4 章

陽性症状	陰性症状
幻覚	意欲低下
妄想	自己管理の低下
被害的な信念	以前のように楽しみを感じられなくなること（感情鈍麻）
思考の障害	

　この章ではこれらの症状についてより詳しく論じたいと思います。このようにしてあなた自身に何が起きていたかを理解しようとすることは、すべてあなたをとても怖がらせ、不安にさせるに違いないと思います。同時に、病気があなたの世界の見方を変えてしまっていますから、本当に起こったことを実感できないかもしれません。

　上に挙げたような陰性症状あるいは陽性症状のいずれかを経験したときに、あなたに起きたことについて恐怖を感じたり、混乱していたかどうかを思い出せますか？

　今までの病気の経過の中で、現実感を失い、非現実的体験から現実的体験を区別出来なくなったこと、あるいは自分に起きたことを他人に説明しても分かってもらえないことがあったと思いますか？

　これらの困難で辛い症状に対処することは可能です。この章ではさらに進めて、どのようにあなたが症状に対処できるかを考えていきます。

　症状について語ることは時として苦しくて、難しいことです。しかし、うまくいけば、あなたとこの本に一緒に取り組んでくれる担当ワーカーの助けを借りて、そんなに難しいものではなくなるでしょう。

　始めは難しいかもしれませんが、自分に何が起きたか分かって欲しいと思います。そうすることで、

第4章

自分の経験を理解し、より効果的に苦しい症状に対処していくスキルを身に付けていけると思います。

統合失調症の陽性症状の1つは**幻覚**です。では**幻覚**について見ていきましょう。

幻覚

幻覚には以下のようないくつかの異なったタイプがあります。

- ■ 幻聴
- ■ 幻視
- ■ 幻触
- ■ 幻臭
- ■ 幻味

幻聴―周りに人がいないにも関わらず、例えば声などが聞こえることです。

これについては、この章の後の方でより詳しく論議して行く予定です。

あなたやあなたの知り合いに幻聴を経験した人がいますか？

幻視―そこには無いものが見えることです。

例えば、このタイプの陽性症状を持つ人の中には神やマリア様の姿を見たと信じる人もいるかもしれません。

あなたやあなたの知り合いに幻視を経験した人がいますか？

幻触―人が経験しない感触を経験したり、誰も触っていないのに何者かがあなたに触っていると信じることです。

このタイプの陽性症状を持つ人の中には、例えば皮膚の上を虫が這うような感じを持つ人もいるかも

第 4 章

しれません。

あなたやあなたの知り合いに幻触を経験した人がいますか？

幻臭―他人には感じない臭いを感じることです。

このタイプの陽性症状を持つ人の中には、例えば糞便などのような好ましくない臭いを訴える人もいるかもしれません。

あなたやあなたの知り合いに幻臭を経験した人がいますか？

幻味―そこには無いものの味を感じることです。

このタイプの陽性症状を持つ人の中には食べ物の味がおかしいと訴える人や、また時には食べ物に手を加えられているとか、毒を入れられているとか感じる人がいます。

あなたやあなたの知り合いに幻味を経験した人がいますか？

幻聴

幻聴は最もよくみられる幻覚のタイプです。この章ではより詳細に見て行くことにします。

周りに誰もいないときや、誰もあなたにそんなことを言っているようには思えないときにも誰かが話している「声」が聞こえます。

第 4 章

　「声」を聴くということがどれくらい怖いものなのかは、このような症状を経験した人でなければなかなか理解出来ないものです。幻聴を持つ人にとって、それは現実の経験であり、想像で作られたものではありません。

　「声」の4つのタイプについて議論する前に、どのような「声」があるのかを知っておきましょう。「声」は：

> ■ 男の声のことも、女の声のことも、あるいは両方のこともあります
> ■ あなたを名前で呼んだり
> ■ 奇妙な感じだったり
> ■ 応援してくれることもあれば
> ■ 批判的なこともあり
> ■ 悪口を言ってきたり
> ■ あなたしか知らない個人的なことを言ってきたり
> ■ したくないことをするように命令してきたり
> ■ 脅迫的だったり
> ■ 複数の声のこともあり
> ■ 知り合いの人の声のようだったり
> ■ 全く知らない人の声のようだったり
> ■ 近所から聴こえてくるように感じることもあれば、通りすがりの人が言っているように感じることもあり
> ■ 笑わせてくるものもあるし
> ■ 嫌な呼び方で名前を言うものもあるし
> ■ 親切で良いアドバイスを与えてくれるものもあれば
> ■ あなたが考えていることにコメントをしてくるものもあります。

上に挙げた「声」のうち、どれをあなたは経験したことがありますか？

幻聴には4つのタイプがあります。(Stuttaford & Sharma, 1999)：

1．二人称で聴こえてくる「声」。
2．三人称で聴こえてくる「声」。

第4章

3．コメントし続けてくるような「声」。
4．考えがこだまするような「声」。

■ 二人称で聴こえてくる「声」

　例えば、「声」が直接あなたに話しかけてくるかのように聴こえるものです。「あなたは賢い。」など良い内容もあれば、「お前は怠け者だ。」というようなひどいものもあるでしょう。

■ 三人称で聴こえてくる「声」

　例えば、まるであなたがそこに居ないかのように、誰かがあなたの噂話をしているように感じられるものです。その「声」は他の誰か、あるいは他の「声」に話しかけているように聴こえます。これは、自分自身に関する会話をふと耳にしているように思えるかもしれません。

　この事態を説明するために、あなたはTVあるいはラジオがあなたのことを述べていると考えるかもしれません。ところがその内容がプライベートなものなので、非常に困惑してしまい、どうしてこのようなことが起こったのかを理解するのは困難となります。

■ 「コメントし続けてくる」ような「声」

　これの例としては、「彼はそんなことするべきじゃなかったよね。」あるいは、「ほらあの娘が今寝ようとしているよ。」などが挙げられます。

■ 「考えがこだまする」ような「声」

　あなたの内なる声が、あなた自身の考えを反響させることができるように感じられ、そしてその「声」が繰り返されます。

　「声」を聴くことでかなり動揺することがあります。特に声が批判的で悪口であるときは動揺させられ易いのですが、そういうことはよくあるようです。

　「声」は耳から聴こえてくるし、とても現実感があるように感じられる一方で、どこか分からない場所からきたもののように思われることもあります。すでに述べたように、あなたは声がTVから聴こえてくるように思うかもしれないし、それに対しての説明を見つけようとするかもしれません。例えば、あなたの家に盗聴器あるいはスピーカーが仕掛けられていて、誰かがそれらを使ってあなたをスパイし

たり、あなたに接触してきていると思うかもしれませんし、あるいは何らかの方法であなたと霊界がつながっていると考えるかもしれません。

あなたやあなたの知り合いにここで挙げた4つのタイプの幻聴を経験した人がいますか？　もし経験したとしたらどのタイプでしたか？

そのとき自分に何が起きていると思いましたか？

統合失調症の患者の中には幻聴は現実のものと信じる人もいます。「声」は想像の産物ではありませんが、あなた自身の精神から作られたものです：脳があなた自身の考えを現実の声と誤って認識することがあるのです（Royal College of Psychiatrists, 2003）。

あなたは今でも時々幻聴に困っていますか？

もしそうなら、それにどのように対処していますか？

あなたが上に挙げたような陽性症状に気付くことが出来るようになれば、「声」の影響を減らすためにさまざまな方法があることを知ったり、その「声」により良く対処したりする方法を学んだりすることがあなたの役に立つでしょう。これについては第6章で触れる予定です。

もう一つの陽性症状としては妄想があり、次にこれを扱います。自分の症状について語ることは辛く難しいものですが、担当ワーカーと一緒にこのワークブックを進めていくことで、症状を語り易くなるだろうと思います。

始めは難しいかとは思いますが、あなたを苦しめてきたものが何であったかが分かれば、自身の経験

第4章

を理解することが出来ますし、同時に苦痛な症状にもっと効果的に対処するためのスキルを学ぶことも出来るでしょう。

妄想

　妄想とは完全な確信をもった信念のことです。自分ではその信念が現実であるということに疑いを持たない一方で、それは他の人には真実ではなく、奇妙に見えるものです。

　あなたの妄想のために、あなたは他の誰もが持たないような考えを持ったり、経験をしたりするようになるでしょう。そのせいで、今度は、自分の信念を他人に話そうとすると、何かしらの困難が起こってきます。このために、あなたの主張を他の人に理解してもらうことが出来ず、時には自分自身でもそれを上手く説明できなくなります。

　例えば、あなたは次のように信じているかもしれません：

- ■ 人々があなたの敵で、あなたを傷つけやしないかと怖がる
- ■ あなたは特別な力を持っている
- ■ あなたの身体や精神が外部のなんらかの力にコントロールされている
- ■ 人々がラジオやTVを通してあなたに話しかけてくる。

　妄想はときには突然に現れることもあります。またときには、なんらかの奇妙な出来事が起こっていると感じ、しかもそれが自分でも説明できないような状態が数週間から数ヶ月続いた後に現れるかもしれません。

　こういったことがあなたに起こったことがありますか？

　例えば幻聴、あるいは他の奇妙な体験を説明する方法として妄想を発展させることがあります。というのも、それらは大変現実味を帯びているので、あなたはその異常な体験について何か理由を探さずにはいられないからです。例えば、「声」があなたのことについて語り、あなたがしていることについて述べるとしたら、あなたは「政府」に監視されスパイされていると確信するかもしれません。

　あなたにこのようなことが起こったことがありますか？

　妄想にはさまざまなタイプがあり、以下のように分類されます：

1．関係妄想
2．身体的妄想
3．させられ妄想
4．誇大妄想
5．被害・迫害妄想

関係妄想

　このタイプの妄想があると、ごく普通の日常的なことの中に特別な意味を感じるようになり、実際に自分に特別な関係があるように信じ込んでしまうかもしれません。

　例えばすでに述べたように、TVやラジオに出ている人達も含め、人々があなたについて話していると信じるようになるかもしれません。そして、それらの人々がなんらかの方法であなたに接触しようとしているように感じるかもしれません。あなたはそれが「神」かもしれないとまで思うかもしれません。

　あなたがこんな風に考えるのは、あなたの病気があなたにそう信じさせるからです。このような考えは、あなたにとっては真実であり十分に理解できることであっても、他人にはそうではありません。このせいであなたは他人に誤解されたように感じますし、あなたの経験が恐怖を感じるようなものであれば、その経験はますます困難で、混乱に満ちたものとなります。

　あなたやあなたの知り合いに関係妄想を経験した人がいますか？

身体的妄想

　身体的妄想というのはあなたの身体に関する誤った信念です。あなたは何かひどい病気にかかったと感じるかもしれませんし、身体に何かおかしなことが起きていると感じるかもしれません。

　あなたは自分の健康のことがとても心配になり、たいていの人がときには感じるような日常的な痛みに対してさえ、医者に言われるよりはるかに生命を脅かすものだと確信するようになるかもしれません。

第 4 章

あなたやあなたの知り合いに身体的妄想を経験した人がいますか？

させられ妄想

　このタイプの妄想は、あなたの肉体や精神がなんらかの外部の力、例えば悪魔、神、霊、魔力の影響下にあると信じるものです。あなたは、考えが抜き取られるように感じるかもしれません。あるいは、あなたは、考えが自分自身のものではなく、誰かにその考えを入れられたように感じるかもしれません。

　あなたやあなたの知り合いにさせられ妄想を経験した人がいますか？

誇大妄想

　この妄想があると、あなたは自分が有名人あるいは重要な人物であると信じるかもしれません；あなたはまた、例えば「神からの遣い」「イエスキリストの生まれ変わり」のように自分が特別な存在であると信じるかもしれません。また、この症状があると、あなたは自分に特別な力や能力があると信じるかもしれません。

　妄想的な信念は、しばしば宗教的な内容を含んでおり、患者が神の言葉を聴いていると信じていることも多いです（Chadwick, 2000）。

　あなたやあなたの知り合いに誇大妄想を経験した人がいますか？

被害・迫害妄想

　被害妄想は最も一般的な妄想です；統合失調症の3分の1の人は、しばしば被害的な性質の妄想、すなわち迫害されているとか、陰謀を企てられているとか、あるいは人々が「自分をやっつけようとしている」といった揺るぎない信念を持っています。患者の中には、友人や家族が敵であり自分に危害を加えようとしていると信じている人もいます。

　あなたやあなたの知り合いに被害・迫害妄想を経験した人がいますか？

　あなたは誰かがあなたに対して陰謀を企てていると感じ、彼らの（誰であれ、あなたに陰謀を企てていると思う人に対して）その「陰謀」を暴露することに躍起になったかもしれません。

　これらの考えは、時に幻聴により強化されますが（p. 46 参照）、それは患者が、自分自身が経験していることを理解するために用いる対処メカニズムということもできるでしょう。

　あなたが、迫害を受けていると感じ、疑念にかられる考えは：

> ■ 非日常的な妄想的思考：「政府」があなたをスパイしている、あるいはなんらかの監視装置を使っている近所の人に自分が操られていると信じるかもしれない
> ■ 日常的な妄想的思考：あなたの配偶者が不貞節であるとか、人々があなたを嫌っているとか、あなたを罰したいとか傷つけたいとか思っていると信じるかもしれない（Royal College of Psychiatrists, 2003）

　あなたやあなたの知り合いに非日常的あるいは日常的な妄想を経験した人が居ますか？

　被害妄想に苦しむ人は自己評価が低いと言われており、この症状は防衛的機制あるいは自己防衛の形と言われています。また、統合失調症の人の中には自分自身を悪いものと考える人もいれば、周りの人を悪いものと考える人もいると言われています（Chadwick et al.1996）。

　こういうことはあなた自身にも当てはまると思いますか？

第4章

　もしあなたが、これまで述べてきたような妄想を経験したことがあるとしたら、あなたは自分に起こっていたことをどのように理解していましたか？

　これらの症状はとてもやっかいで、気持ちは挫(くじ)けがちになってしまいます。そしてあなたが自分に起こっていることを理解することはときに困難となります。そして、あなたの家族や友人や医療者はあなたと同じ信念を共有することが出来ないので、あなたと彼らとの間に摩擦が生じることになるかも知れません。

　あなたと周囲の人との間にこのような摩擦が起きたことがありますか？

　あなたは、今でも時々これらの症状に悩まされますか？

　それらの症状によってあなたはどのような気分になりますか？

それらの症状にどう対処していますか？

　これらの陽性症状のせいで、あなたは孤独で、理解されていないと感じることになります。しかし、これらの妄想に対処する様々な方法を知ることは役に立つでしょう。これについては第6章で触れることにします。

陰性症状

　陰性症状は陽性症状より目立たないものです：

- ■ 集中出来ない、考えにくい
- ■ 起きるのが面倒になり、1日中部屋で過ごすようになる
- ■ 顔を洗ったり、自分の身だしなみを整えることが難しく感じ、家を片付けるなどの毎日の仕事に対処できなくなる
- ■ 店に行くのが面倒になる
- ■ 人を避けたいと思うようになり、家族や友人の輪にさえ入りにくいと感じる
- ■ 人生に興味を感じたり物事に楽しみを感じたりすることが以前より少なくなる
- ■ 感情が平板化し、以前程笑わなくなる
- ■ 考えが横道にそれやすく、以前程長く会話に集中出来なくなる
- ■ 述べることがみつからず、会話に自信が無くなる
- ■ 他人から距離をとるようになり、視線を合わせることを避けるようになる
- ■ 適切な場面で感情を表出出来なくなり、悲しい出来事に対して笑ってしまったりする
- ■ しばしばぼんやりした表情になる
- ■ 活力が低下して、ゴロゴロしがちで、普通以上に眠っていたりする
- ■ 自分の殻に閉じこもりがちになり、友達がいるかどうかがどうでも良くなる
- ■ 趣味を楽しむのが面倒になる

　もしあなたに、いずれかの陰性症状があったとしても、それがどんな感じのものなのかを家族に説明するのは難しかったに違いありません。これらの症状は陽性症状以上に家族をいらいらさせるものです。そして、家族は患者さんを怠け者として非難しがちです。こうなるのは、家族がこれらは病気の症状だということを理解するのが難しいからです。

　上に挙げた陰性症状のどれをあなたは経験しましたか？

第 4 章

新しい非定型抗精神病薬はこれらのやっかいな陰性症状を改善するのに大変役立っています。

●章末問題

あなたが第4章で分かったことや学んだことから、重要だと思ったことを3つ挙げてみて下さい。
（思い出すために、もう1度ノートを見直しても構いません。）

1)

2)

3)

第5章

第5章　何のために薬を飲むのか

●質問

　ここでの質問はテストではありません。この章を始める前に、知識を共有し、自分の病気について考えてもらうだけです。よくわからなくても、ちょっと考えてみてください。正しい答えや間違った答えなんてありません。

1．今、どんな薬を飲んでいますか？

2．どうして薬を飲むのですか？

3．これまで薬を飲んでどんな副作用がありましたか？　もしあれば書いてください。

4．副作用については、どのように対応していますか？

第 5 章

　この章では、統合失調症の治療に関してよく訊かれる以下のような質問を検討していくことにします。

1．統合失調症は治療をすることができますか？

2．薬にはどういう効果がありますか？

3．私が飲んでいる薬には、どのような副作用がありますか？

4．薬を飲んでいる時に、アルコールや非合法ドラッグを摂取したらどうなりますか？

5．私はタバコを吸ったり、カフェインを含む飲み物を飲んでもいいのですか？

6．精神病の症状が悪くなったら、私はどうなるのでしょうか？

7．薬を飲み続けることがどうしてそんなに大切なのでしょうか？

第5章

●統合失調症は治療をすることができますか？

今のところ統合失調症を完治させる治療法はありません。

しかし、現代の薬物治療によって、悪くなってしまった症状をコントロールすることは出来ますし、統合失調症があなたの生活に及ぼす影響を減らすことは出来るのです。

薬を飲むことで不安が減りますし、再発の危険性も半減することができます。そして入院に至る機会を減らすことができるでしょう。

抗精神病薬にはとても重要な役割があり、現時点で利用できる治療法の中では最良のものです。しかし先に述べたように、そのような薬物療法でも統合失調症を完治させることはできませんし、精神病症状をこれ以上繰り返さないという保証をするものでもありません。薬物療法の力点は統合失調症の症状を改善することにあります。

あなたは今どんな薬を飲んでいますか？

他のあらゆる薬を服用する場合と同様に、抗精神病薬の服用によっても不快な副作用を経験する可能性がありますが、副作用の出方は一人一人違います。このことについては、この章の後半で話します。

再発のリスクのため、一生ではないにしても長年にわたって薬を飲むのが賢明なやり方であると通常は考えられています。これは、糖尿病患者が一生インスリンを打ち続けないといけないこととよく似ています。

このことについてどのように感じますか？

患者は医者と協力して、最も少ない副作用で最も良い効果が出る薬を探すべきです。

また、有用な**心理療法**も知られており、認知行動療法（CBT）や家族療法などがそれに当たります。これらを薬物療法と並行して行うことで再発率を減らすことができます。今のところ、これらの心理療法はどこででも受けられるわけではありませんが、将来的にはその状況も変わるはずです。認知行動療法（CBT）は、手強い症状が現れた時に役に立ちますし、家族療法は、家族の病気やその治療についての理解を強化することで効果を示します。

あなたから主治医に頼めば、主治医はあなたを心理療法家に紹介してくれるかもしれません。もし紹介してもらえなくても、あなたがそういった心理療法を受けたいと思うなら、このテキストの最後に役に立つ連絡先が載っています（訳注：原書では、英国の Hearing Voices Network、Rethink、Samaritans、Mind、英国認知行動療法協会の連絡先が巻末に載っている）。

言葉による治療は再燃を防いだり症状を変えるものではありませんが、病気に関するあなたの考え方や感覚を見直す機会を与えてくれるものです。

●薬にはどういう効果がありますか？

抗精神病薬は、受容体をブロックすることで作用します：脳には、情報を受け取る神経細胞があります。すでに述べたように、統合失調症の人の脳では過剰なドーパミンが作られていると言われています。抗精神病薬は、ある種の受容体に影響を与え、その結果として、神経細胞が刺激を受けより多くのドーパミンを作ることを防ぎます。

抗精神病薬は、2種類に分類されます：**定型**と**非定型**です。

定型（伝統的な）抗精神病薬は、今日使用されている薬物の中では古いタイプのもので、1950年代に初めて開発されました。すでに述べたように、**ドーパミン**と呼ばれる脳内の特定のメッセンジャーの働きを減らすことで効果を発揮します。この薬は、陽性症状に対して有効です。

定型抗精神病薬には以下のようなものがあります：

- クロルプロマジン
- トリフルオペラジン
- ハロペリドール
- フルペンチキソール（訳注：日本未発売）

非定型（新しい）抗精神病薬は、ここ10年くらいの間に開発されてきたもので（訳注　本邦では、1996年に発売されたリスペリドンが最初の非定型抗精神病薬とされている）、陽性症状・陰性症状とも

第 5 章

に効果があり、脳内の**ドーパミン**（神経刺激の伝達）と**セロトニン**（感情調節）の両方を抑えます。

非定型抗精神病薬には以下のようなものがあります：

- アミスルピリド（訳注：日本未発売）
- オランザピン
- リスペリドン
- クエチアピン
- アリピプラゾール
- クロザピン

あなたには薬が処方されたことがありますか？　もし処方されたことがあるなら、それは非定型薬ですか、それとも定型薬ですか？

今、何か薬の副作用で困っていますか？

服薬に関して自分にどんな権利があるかを知っていますか？

もしそういった権利のことを知らなければ、主治医か担当ワーカーに尋ねてみて下さい。

今までに服薬を止めたことがありますか？

服薬を止めた理由は？

第 5 章

薬は通常、錠剤、カプセル、液体、注射という形で投与されます。

あなたは、錠剤か注射ならどちらがいいですか？　それはどうしてですか？

デポ注射

多くの人が、錠剤を飲む代わりに注射を受けています。これは「デポ注射」と呼ばれ、特別な基剤に溶解されていて、筋肉内に注射されるものです。

あなたは、デポ注射を受けたことがありますか？

非定型抗精神病薬のデポ注射は以下の通りです（訳注：日本ではこれら以外にデカン酸ハロペリドールとデカン酸フルフェナジンの2種類の定型抗精神病薬のデポ剤が使用されている）：

- ■ クロピキソール（デカン酸ズクロペンチキソール）（訳注：日本未発売）
- ■ デピキソール（デカン酸フルペンチキソール）（訳注：日本未発売）
- ■ リスペリドン（リスパダール・コンスタ）

もしデポ注射を受けているなら、これまではどの種類でどのくらいの量でしたか？

筋肉内に注射された後、薬の成分はゆっくりと血流の中に放出されます。その結果、薬はかなり長い期間血液中に保たれることになり、注射は数週間に一回ごとで済みます。錠剤も注射もどちらも、症状

第5章

を抑えることや、症状の再燃を防ぐことに役立ちます。

　地域では、デポ注射は外来で看護師に施行されるか、あるいは訪問看護師が自宅を訪問して行います（訳注；我が国では、デポ剤を施注するには必ず医師の診察と指示が必要）。

　デポ注射に受けることについてどのように思いますか？

●私が飲んでいる薬にはどのような副作用がありますか？

　薬は、あなたが自分の病気の症状をコントロールして、より通常の生活を取り戻せるように手助けしてくれます；しかし副作用もあります。

　あなたはこれまでに薬による何らかの副作用を経験したことがありますか？

　もしあるとすれば、それはどんな副作用でしたか？

　そういった副作用に、どのように対処しましたか？

　抗精神病薬を含む全ての薬には副作用があり、実際には役に立つ副作用（例えば不安を軽減したり、眠りやすくなる作用）もありますが、一方で役に立たない不快な副作用もあります。

役に立たない不快な副作用としては：

■ 体の硬さ
■ 口渇

■ 揺れたり震えること
■ 便秘
■ 眠気
■ 日光に対する過敏性
■ 目のかすみ
■ よだれがでること
■ 無月経（生理がこない）
■ 性機能障害
■ 体重増加

あなたはどの副作用を経験しましたか？

　抗精神病薬を内服することで、いずれかの副作用が出るかもしれません。これからのページには、副作用が出た時にどのようにしたらよいかというアドバイスを書いています。誰もがこれらの副作用を経験するわけではない、ということを知っておくことも大切です（Mind, 2004）。

　あなたはこれまで、薬の副作用としての眠気で困ったことがありますか？

眠気
これは少しボーっとした感じのことで、よくある副作用です；しかし、鎮静効果として、焦燥感の強い人には有効かもしれません。このような眠気は時間が経てば軽減しますが、もし、あなたにとって眠気が問題なら、内服時間の変更ができるかどうか、例えば就寝前に変更できるか主治医に相談をしてみてください。

あなたはこれまでに、薬の副作用で体重が増えて困ったことがありましたか？

体重増加
服薬によって食欲が増すことがあり、その結果体重が増えることがあります。

もしあなたの体重が増えすぎたのなら、次のことを考えてください。

第 5 章

> ■ 今食べている内容を見直しましょう―食べ過ぎたり、甘い飲み物を飲みすぎていませんか？
> ■ ダイエット日記を付け、毎日食べた物全てを書き出しましょう
> ■ 食べる時間に気をつけましょう―決まった時間に食事を摂り、寝る前の食事は避けてください。
> ■ 食べる量にも気をつけましょう―スナック菓子を避け、健康的でバランスの良い食事を食べてください
> ■ 何らかの運動を取り入れることを考えましょう―1 日にたった 30 分の散歩でも役に立ちます
> ■ 水分をたくさん摂ってください―私たちは、空腹感をのどの渇きとよく間違えます（一日に 2 リットル程度の飲水量が推奨されています）

> 健康的でバランスのとれた食事について、担当ワーカーや主治医に話してみる、あるいは管理栄養士に相談することを考えてみてください。

錐体外路系副作用

以下の 3 つの症状が「錐体外路系副作用」または EPS として知られています。錐体外路系副作用の重症度はさまざまで、全く経験しない人もいます。以下の項目で最後に述べる EPS は、稀だけれど触れておかないといけない EPS なのですが、新しい非定型薬ではより頻度が少ないのであまり心配しないでください。

> **落ち着きのなさ（アカシジア）**
> アカシジアは内的な感覚としての落ち着きのなさや不安感のことで、そのせいで行ったり来たりしたくなってしまうものです。これは定型薬ではよく見られる副作用ですが、非定型薬にはあまりこの副作用を起こさないものもあります。落ち着きのなさに対しては、薬の量を減らすことが効果がありますが、プロプラノロール、ときにプロシクリジンやオルフェナドリン（訳注：後者の 2 剤は本邦未発売の抗コリン薬。本邦では抗コリン剤としてはビペリデンやトリヘキシフェニジルなどがよく使用される）などの薬も効果があります。

あなたはこれまで薬の副作用として、落ち着きのなさで困ったことがありますか？

> **運動障害（パーキンソン症状）**
> 筋肉のこわばり、振戦やけいれんはよく見られる副作用です。これは抗精神病薬の作用でドーパミン受容体がブロックされ、脳内のバランスが変わるために起こります。ドーパミンが減るともう一つの化学物質であるアセチルコリンが増えます：そのために筋肉のこわばりが起こります。プロシクリジンやオルフェナドリンを飲むとこの副作用は和らぎますが、それはこれらの薬剤がアセチルコリンの働きを抑えるからです。

第 5 章

あなたはこれまで薬の副作用で、動きにくくなって困ったことがありますか？

> **遅発性ジスキネジア**
> これは稀な副作用で、通常顔や口唇や舌に不随意運動が出現します。定型薬を飲んでいる患者の20％近くがこの症状を認めますが、幸いなことに、薬物が大幅に進歩し、改良された新しい非定型薬ではこの症状を引き起こすリスクはかなり低くなっています。

あなたはこれまで、薬の副作用としての不随意運動で困ったことはありますか？

非定型薬は EPS と呼ばれる副作用を引き起こしにくい薬剤です。

抗コリン性副作用

次に述べる副作用は、「抗コリン性副作用」として知られているものです：

> **便秘**
> 便秘とは、排便困難を意味します。これはよく見られる副作用です；もっと多くの繊維質や果物を食べたり、十分な水分を摂ったり、もっと運動をすることで便秘は解消されやすくなります。主治医に下剤を頼むのもいい方法です。

あなたはこれまで、薬の副作用としての便秘で困ったことはありますか？

> **目のかすみ**
> 物がぼやけて見え、焦点が合わないことです。これはよく見られる副作用ではありませんが、この症状が認められたら、車の運転をしてはいけません。もし心配なら主治医に相談してください。

あなたはこれまで、薬の副作用としての目のかすみで困ったことはありますか？

> **低血圧**
> 低血圧は血圧が低いことで、ふらふらします。これはよく見られる副作用です。あまり急いで立ち上がらないようにすることが効果があります。

第 5 章

あなたはこれまで、薬の副作用としての低血圧で困ったことはありますか？

他の副作用

頭痛
よく見られる副作用です。パラセタモール（訳注：鎮痛薬。アセトアミノフェン）の内服が効果があります。

あなたはこれまで、薬の副作用による頭痛で困ったことはありますか？

発疹
皮膚にできものができることです。これはよく見られる副作用ではありません。もし発疹が出現したら、服薬を中止して、すぐに主治医に診察してもらわなければなりません。

あなたはこれまで、薬の副作用で発疹がでたことがありますか？

動悸（不整脈）
脈が速くなったり動悸がすることはよく見られる副作用ではありませんし、もしこれらが長期間続くようなら比較的簡単に治療を受けることも可能です。

あなたはこれまで、薬の副作用としての動悸で困ったことがありますか？

耐糖能異常
よく見られる副作用ではありませんが、耐糖能異常ではのどの渇き、疲れ易さ、頻尿などが認められます。もしこのような兆候が見られたら、主治医に相談してください（Taylor など、2005）。

あなたはこれまで、薬の副作用による耐糖能異常で困ったことはありますか？

> ### 無月経（生理が来ない）
> 抗精神病薬を飲んでプロラクチンが上がることで、女性の場合は月経に影響を及ぼします。よく見られる副作用ではありません。この無月経という副作用が出現したときには、主治医とよく相談する必要があります。新しい非定型薬はこの問題を起こしにくいようです。

（女性の場合）あなたはこれまで薬の副作用で月経が止まったことがありますか？

> ### 性機能障害
> 抗精神病薬は男性の性的困難を引き起こすことがあり、特にもしパートナーがいる場合には、かなりの悩みの種になるかもしれません。ただし薬を飲んでいなくても、例えばストレスや不安やアルコールのせいで、どの男性にも性的困難は非常にしばしば起こるということを覚えておくことは大切です。
>
> こういった要因の存在により、性的問題が直接的に抗精神病薬だけによるものかどうかを評価するのは難しくなります。性機能障害を起こすことが知られている薬は他にもあります。それは降圧剤、抗うつ薬、消化剤などです。性機能障害が起きた場合は、主治医によく相談して、薬の量の調節や他の薬剤への変更を考えてもらう必要があります。

あなたはこれまで、薬の副作用による性機能障害で困ったことがありますか？

　ここまでの副作用の話（p.64～69）は全部よく分かったでしょうか？　もしよく分からないところがあれば、担当ワーカーと一緒にもう一度読み直してください。何が副作用を引き起こし、そして副作用に対処するには何が有効なのかを知るために、薬があなたにどんな影響を与えるかをあなた自身がよく理解しておくことが重要なのですから。

クロザピン

　もしあなたがクロザピンを処方されているなら、以下の情報はあなたの役に立つと思います。もし処方されていないなら、70ページに進んでください。

　クロザピンは非定型抗精神病薬で、しばしば他の非定型薬より効果を示しますが、しかし全ての人に適する薬というわけではありません。その理由は白血球の問題（無顆粒球症）を起こしうるからで、そのためクロザピンを内服する場合には定期的な血液検査をしなければいけません。

　無顆粒球症とは、白血球が減少している状態です。白血球は感染症と戦います。もし白血球が減少し

すぎると感染症を撃退することは非常に難しくなります。一週間ごとの血液検査で、白血球の数が安全なレベルにある事を確認します。18週後には血液検査は2週間ごとでよくなり、一年後には4週間ごとでよくなります。

クロザピンが処方されているときは**血液のモニタリングサービス**が利用でき、血液検査の結果は主治医に伝えられます。検査結果は、緑色、黄色、赤色のいずれかで表示されます（訳注　わが国でも、クロザピンの使用に当たっては、定期的な血液のモニタリングが義務付けられており、ほぼ同様のモニタリングシステムがある）：

- 緑色はクロザピンを続けて飲んでも大丈夫だということを示しています
- 黄色はクロザピンを続けて飲んでも大丈夫ですが、血液モニタリングサービスや主治医による頻回の血液検査が必要となることを示しています
- 赤色の場合は、主治医はあなたにクロザピンの服薬を中止するようアドバイスすることになります

血液のモニタリングサービスで、服薬を続けることが安全であると確認されなければ、クロザピンを処方することはできないので、血液検査を受けることはとても重要です。

咽頭炎やインフルエンザのような感染症と思われる症状が少しでもあったら、主治医に知らせてください。

クロザピンによる副作用

これまでに述べてきた副作用以外に、クロザピンには以下の5つの副作用があります。

起立性低血圧
よく見られる副作用です。起立性低血圧になるとあなたの血圧が低下して、急に立ち上がろうとするとめまいが起きます。座っている姿勢からゆっくり立ち上がるようにしてください。

唾液分泌過多
朝起きた時枕が湿っているかもしれません。もし困っているなら主治医に相談すれば、この副作用によい薬（ヒヨスチン（訳注：これも抗コリン薬）やプロシクリジンなど）を処方してくれるでしょう。

無顆粒球症（好中球減少症）
よく見られる副作用ではありませんが、血液中の白血球が減ります。感染症にかかりやすくなるので、定期的に採血をします。しかし、少しでも風邪をひいたと思ったら（例えばのどの痛みでも）主治医や看護師に連絡しなければなりません。

第5章

> ### 発作
> よく見られる副作用ではありませんが、時にひきつけを起こす人もいます。もし発作が起こったらクロザピンの服用を中止してすぐに主治医に連絡してください。

> ### 発熱
> 稀な副作用です；もし高熱がでたら主治医に連絡してください。

(Lewis など、2006)

この段落で述べた抗精神病薬によるさまざまな副作用に対処するために、主治医ができる事は以下のような事です。

- ■ 副作用を軽減するために薬の量を減らす
- ■ 別の薬に変える
- ■ 副作用を抑えるために、プロシクリジンやオルフェナドリンのような薬を処方する

このような選択は簡単なものではないため、関係者全員が理解し決めていく必要があります。

薬の副作用を減らす

プロシクリジンやオルフェナドリンの服用により、副作用はいくらか軽減すると言われています。それは、アセチルコリンの作用を抑えるからです。しかし、すでに述べたように、ほとんどの薬には副作用があり、これらの薬も例外ではありません（これらの薬の副作用としては口が渇くことや便秘があります）。しかし、これらは、おそらく抗精神病薬による筋肉のこわばりよりも簡単に対処できるものです。

あなたはこれまでに副作用を和らげるためにプロシクリジンやオルフェナドリン（訳注　日本では商品名アキネトン、アーテン、ピレチア、などに相当）を飲む必要がありましたか？　それは効きましたか？

キャンディーをなめたり定期的に水分を摂ることで、のどの渇きを和らげることが出来ます。多くの繊維質（果物や野菜）を摂ることで、便通がよくすることが出来ます。

今飲んでいる薬について、主治医に相談したいことはありますか？

第5章

それはどのようなことですか?

もし副作用が出たとしたら、主治医にそのことを相談できますか?

もし相談できないとしたら、担当ワーカーは主治医と話し合うために協力してくれますか?

●薬を飲むのを止めたら、どんなことが起こりますか?

すでに述べたように、糖尿病や高血圧と同じように、統合失調症は継続した治療が必要な慢性の病気です。**再発の原因として最も多いのは、服薬の中断**ですが、服薬を中断する理由としては:

- ■ 調子が良くて薬を必要だと思わない
- ■ 飲み忘れる時があったり、時々しか飲まない
- ■ 服薬が大切だと思っていない
- ■ 不快な副作用に困っている
- ■ 調子が悪いときだけ薬を飲めばいいと思っている
- ■ 統合失調症という診断に疑いを持ち、薬は必要ないと言い張る

これまでに薬を中断したことがありますか?

もし薬を中断したことがあるなら、それはどうしてですか?

これまでに薬を飲み忘れたことがありますか?

もし飲み忘れたことがあるなら、どのようにしたら今後は飲み忘れないようにできるでしょうか?

第5章

これまでに、薬の中断が原因で再燃したことがありますか？
_____

退院したら服薬を続けることができると思いますか？
_____

それはどうしてですか？
_____
_____
_____
_____
_____

　主治医が勧める間は、規則的な服薬を続けることがとても大切です。もしそれが出来れば、症状はより少ないものになるはずです。

　もし副作用で困って、イライラしたり苦痛に感じたら、主治医や担当ワーカーに相談してください。彼らは、その問題を解決しようとしてくれるはずです。

　副作用に慣れて耐えられるようになる人もいます。しかし、副作用が強固に続き、生活に影響を及ぼすなら、もっと副作用の少ない薬に変えるように主治医に相談してください。

> 勝手に薬を中止したり、量を減らしてはいけません。

服薬：そのメリット

薬を飲み続けることのメリットはなんですか？
_____
_____
_____
_____
_____
_____

　薬を飲むことの一番重要なメリットは、あなたが病気の症状をコントロールするための手助けとなることであり、それによって、生活を立て直すことに一歩近づくことになります。

　しかし、あなたにとって適切な薬の種類と量を見つけることは簡単ではありません。最も効果的で、

第5章

しかも副作用が最も少ない治療法を見つけるには時間がかかり、主治医、担当ワーカーから患者本人及びその家族に至る関係者全員の忍耐と理解が必要です。

　ここまでをまとめると、あなたにとって服薬はどんな点で役に立ったでしょうか？

　薬は再燃のリスクを減らし、陰性症状や陽性症状を改善し、不安を減らします。薬を飲むことで、考えもはっきりしますし気分も良くなります。また、自分のことは自分でやろうという意欲も湧いてきます。

　逆に服薬が役に立たなかったのはどんな点でしょうか？

　服薬によって必ずしも再燃を防げるわけではありませんし、必ずしも症状を抑えられるわけではありません。何よりも、統合失調症を完治させることはできないのです。

　あなたはこれまでに、「まあまあ良い」と感じながら服薬もできていた時期はありましたか？　その時はどんなふうに感じていましたか？

　あなたはこれまでに、「調子が良くない」と感じながら薬を飲まないでいた時期がありましたか？その時はどんなふうに感じていましたか？

第 5 章

> まさにあなた次第です！

　もし内服や注射をやめたら、直ぐにではなくても通常六ヵ月以内に、統合失調症の症状が現れます。

　主治医の指示もないのに薬をやめてしまうことで、精神的に不安定になってもいいと思いますか？

●薬を飲んでいる時に、アルコールや非合法ドラッグを摂取したらどうなりますか？

　非合法ドラッグやアルコールは、抗精神病薬とは相性が悪く、明らかに良いとはいえない組み合わせです。二種類以上の薬を同時に摂取すると、ある薬の作用に変化が生じることがあります。他の薬の影響で、例えばその薬が毒になったり、逆に薬の効きが悪くなったりすることもあります。

　そのためにあなたの症状が悪くなるかもしれませんし、病気が再発するかもしれません。

　これまでに、非合法ドラッグやアルコールを、症状を和らげるための自己治療として使ったことがありますか？

　もしあるとしたら、非合法ドラッグやアルコールは役に立ちましたか？

　あなたはこれまで、薬物治療を受けている間に非合法ドラッグやアルコールを摂取したことがありますか？

　もしあるとしたら、どんな感じになりましたか？

　もし薬物治療中に非合法ドラッグを摂取したら、病気の症状が再燃するきっかけになるかもしれませ

第5章

ん。症状の再燃はあなたに苦痛をもたらすでしょうし、回復には長い時間がかかるでしょう。

　それでも摂取する価値がありますか？

　エンドルフィンは、苦痛を和らげ快感を増幅させる、自然の神経伝達物質（脳内の特別な化学物質）です。非合法ドラッグはエンドルフィンに似たものを生じさせ、そのため同じような作用を起こします。非合法ドラッグを摂取しなくてもナチュラルハイに達する安全な方法はいくつかあります。それは例えば、運動することです。

　アルコールを抗精神病薬と一緒に摂取することは、眠気が強くなるため勧められません。しかし主治医との相談の上でなら、薬物治療中でも適度の飲酒は認められるかもしれません。

　アルコールや非合法ドラッグについてカウンセリングが必要ですか？

　もし必要なら、主治医や担当ワーカーに相談してください。

●私はタバコを吸ったり、カフェインを含む飲み物を飲んでもいいのですか？

　あなたは、一日何本タバコを吸いますか？

　喫煙者は、より多くの抗精神病薬の服用が必要になるという研究結果があります。タバコを吸うと薬の効果が早めになくなってしまうので、効果を持続させるためには薬の量をもっと増やす必要があるのです。もしタバコを止めたり本数を減らそうと考えているのなら、そのことを主治医に伝えてください（Goff、1992）。

　あなたは一日にコーヒー、紅茶、レッドブル（訳注：炭酸飲料。カフェインを含む）、コカコーラをどのくらい飲みますか？

　また、カフェインを多く摂りすぎると病気の症状や薬の副作用がひどくなることがはっきりと証明されています。カフェイン抜きの飲み物を摂取することを考えてみてください（Winstonなど、2005）。

●精神病の症状が悪くなったら、私はどうなるのでしょうか？

　精神病の症状が悪くなってしまったとき、あなたはあなた自身に対しても、周囲の人に対しても不安定になりがちです。

第5章

自分に対するリスク

基本的なセルフケアがおろそかになる

　調子が良くないときに、自分の身だしなみがどうでもよくなったことや、身内の人がそういった状態を心配していたことがありましたか？　もしあったとしたら、調子が良くないとき、どの程度セルフケアがおろそかになっていたか書いてみてください。

自分を傷つける

　調子が良くないとき、自分を傷つけようと考えたことはありますか？　もしあれば、自分を傷つけた時の事を書いてみてください。

他人に付け込まれるリスク

　調子が良くないとき、他人に利用されたことがありますか？　もしあれば、そうなった時の事を書いてみてください。

他人に対するリスク

他の人を傷つける

　調子が悪い時、他の人に危害を加えそうになったり、犯罪を犯したことはありますか？　もしあれば、そのことについて書いてみてください。

第 5 章

入院

　調子が悪くなったり再燃したときは、どこか自分にとって安全だと感じられる場所に行きたいと思うかもしれません。それは病院かもしれません。治療のために、任意入院（訳注：原文は"informal admission"。わが国の任意入院よりもやや一般入院に近い）に自発的に同意すれば、希望した時にいつでも退院できます。

　それ以上に調子が悪くなり、増悪した症状のせいで混乱して現実感を失ってしまえば（現実と非現実の区別がつかなくなっている状態）、自分が病気であることが分からなくなるでしょうし、入院を拒否するかもしれません。

　これまでに、このようなことはありましたか？

　実際に治療が必要なときに、あなたは治療を拒否するかもしれません。そして、もしあなたが入院を嫌がったら、あなた自身を傷つけたり、他人を傷つけることを防ぐために Mental Health Act（1983）によって強制的に入院させられるかもしれません（訳注：英国の Mental Health Act 1983 には、日本の精神保健福祉法の医療保護入院に似た評価・治療のための強制入院制度や、精神保健法の措置入院とは異なり司法が入院決定に関与する入院命令、内務大臣による拘束命令などの強制入院制度が規定されている）。これは、評価や治療が必要であるのに本人の同意が得られないときに、医療および司法の関与によってのみ行われる方法です。

　もしこれまでにこのような強制入院の経験があれば、その時どのように感じましたか？

　この法律によって入院させられるとき、入院の決定に対して不服を申し立てることができます。そのことは入院時に告知されます。

　一度病院に隔離されたり収容された後は、あなたは通院命令付き退院（訳注：原文は"supervised discharge"。わが国の精神保健福祉法には同様の強制通院制度は無く、医療観察法において通院命令に類した決定が行われることはある）に従うことになります。これは退院後もあなたのケアが一定の管理の下に行われるということを意味します（Mind, 2006）。

第 5 章

初めて入院したときのあなたの精神状態を覚えていますか？　書いてみてください。

●薬を飲み続けることがどうしてそんなに大切なのでしょうか？

現在の精神状態まで改善するためには、何が役に立ちましたか？

今の状態がまた悪くなるとしたら何によってでしょうか？

薬を飲み続けることが必要だと思いますか？
それはどうしてですか？

第5章

　統合失調症の症状はしばしば再燃を示します。しかし、調子がいいと感じても薬を飲み続けていれば、再燃の可能性はかなり低くなります。そのために医者はずっと薬を飲むように言うのです。

　医者や看護師のアドバイスがないのに今薬を止めて、あなたを苦しめていた症状がまた現われたとしたら、あなたの精神状態やあなた自身や他の人の安全にとって、どんな危険なことが起こるでしょう？

　薬を服用することには、それほどの価値はないですか？

　以上をまとめると、薬を飲み続けることは、あなたにとってどんな良いことがありますか？

2003年、研究者達は「10年以内に統合失調症は治療可能になるだろう」と予測しました。これは、人類のゲノム（遺伝子）を解読し、副作用の少ない、標的を絞り込んだより良い統合失調症の薬物療法により実現すると考えられました。（National Alliance for the Mentally Ill、2003）。

この研究にはまだ多額のお金が投じられる必要があるのですが、それでも未来には希望があるのです。

> 現時点では、統合失調症は完治できないが、治療することはできるということを覚えておいてください。

第5章

●章末問題

あなたが第5章で分かったことや学んだことから重要だと思ったことを3つ挙げてみて下さい（思い出すために、もう1度、ノートを見直しても構いません）。

1）

2）

3）

第6章　再発を防ぐために出来ること

●質問

　ここでの質問はテストではありません。ここの章を始める前に、知識を共有し、自分の病気について考えてもらうだけです。よくわからなくても、ちょっと考えてみてください。正しい答えや間違った答えなんてありません。

1．あなたが再発するとしたならどのような症状が出てくると思いますか？

2．これから先、どんな計画を持っていますか？

第6章

　この章では、統合失調症の治療に関してよく聞かれる、次の質問について考えていくことにしましょう。

1．自分の良い状態を保つために私には何が出来るでしょうか？

2．私にとって再発の「初期警告サイン」は何ですか？

3．どのようにして私は再発を防ぐことが出来ますか？

4．どのように私は「声」に対処出来ますか？

5．自分の奇妙な考えに対応するために私には何が出来ますか？

6．私はどのように自信を取り戻し、自分の生活を立て直すことが出来ますか？

7．この病気は私の家族や友人との関係にどのような影響をもたらしますか？

●自分の良い状態を保つために私には何が出来るでしょうか？

　この章では、良い状態を保つためのいくつかの実践的な考え方を見ていきましょう。あなたの症状をコントロールし対処するために役に立つアイデアもあると思います。さらに、再びあなたが不調になってきていると感じた時どうしたらいいかについての助言もあると思います。

　この章を始める前に、あなたが挑戦しようという気持ちになれているかどうかを確かめる必要があります。

　統合失調症だからといって、統合失調症に罹患していない人と同じような普通の生活が出来ないというわけではありません。あなたを苦しめている症状は「ごく普通の」ものとはいえませんが、しかし他の人と同じように順調な人生を送っていけます。統合失調症の著名人についてはすでに述べましたが（38 頁を参照），彼らは仕事の成功や幸せな家族生活を手に入れ、社会に貢献しています。あなたはそれを得るために有名になる必要はありません；あなたはあなたのままでよいのです。たまたま病気になっただけなのですから。

　この病気を挑戦として捉えていく心構えが出来ていない人がいるかもしれません。あんな診断をつけられたせいで自分はこんなになってしまったと、自分のことを診断の犠牲者だと周りにも見て欲しいと思い、誰かが側に来て助けてくれることを願っている人もいるかもしれません。今あなたがその段階であっても、それはそれで良いのです。ほとんどどんな病気にかかっても、それが身体的なものだろうと精神的なものだろうと、私たちはそういう気持ちになる時期があって、次のように考えるものです：

■ どうしてこんなことになったのだろう。
■ もうどうしようもない。
■ こんな大変なことになってしまって、私にはもう戦う気力なんかない。

　しかし、その内に何か違うことを望む時期がやって来て、もっと希望と情熱をもって生きて行きたいと思うようになるのです。

　大事なのは、あなたが病気をコントロールするのであって、病気にあなたをコントロールさせないことです。あなたの状態を良いものに保つためにできることはたくさんあります。この章では次のようなことを調べて行きます：

■ 「声」に対しての対処法を学びます。
■ 奇異な考えへの対処法を学びます。
■ あなたの病気の「初期警告サイン」について学びます。
■ 自信を取り戻し、生活を立て直す方法を学びます。

第6章

- 家族関係を見て行きます。
- 親密な人間関係について見て行きます。
- 自己主張をする方法を学びます。

挑戦を始めたいと思いますか？

●私にとって再発の「初期警告サイン」は何ですか？

　ほとんどの統合失調症患者が精神病症状を経験しています。あなたはその症状を忘れたいと思っていて、もう二度と起こって欲しくないと考えているでしょうが、あなたは、将来的な病気の再発を減らすあるいは避けるための技術を身に付けなければいけません。

　時には、精神病症状が病気の再発を知らせてくれることがあります。これらの初期の症状を「初期警告サイン」と呼びます。それは1ヶ月かけて徐々に出てくることもあります。

　この章のこの部分は、あなた特有の「初期警告サイン」（あるいは**「再燃のサイン」**）をあなたがはっきり認識出来るようになる手助けをすることを目的としています。あなたが再発を避けるためにはそのサインをはっきり知ることが不可欠です。「初期警告サイン」を認識することは、あなた自身が病気に対するコントロールを得て行くことであり、それは強力な情報を手にすることなのです。

　この病気をどうにかコントロールしていけそうだ、と考えるとどんな感じがしますか？

　この章で望まれているのはあなたが2つの再発防止の行動計画を案出することです。その2つは「再発時行動表」と「事前同意書」と呼ばれています。これらはあなたが先で不調になりつつあるときに、あなたやあなたの家族や医療従事者にとって役立つ情報となるでしょう。

　下に挙げたサインは再発が近いことを警告してくれるでしょう。

　考えられる警告サインとしては：

1. 思考における変化
　自分自身や他人に対する考えや信念。例えばあなたは他人の意図に対して猜疑的となるかもしれない。

2．行動上の変化
　他人との関係や食事あるいは睡眠パターンにおける変化やいつもと違うことをすることなど。例えば、いつもより長くベッドで寝ていたいと思うようになるかもしれない。

3．感情面での変化
　他人に対してより不安に感じ、過敏になる。あるいは抑うつ的になるなど気分が変わりやすくなる。

　あなたが不調であった頃を思い出して下さい。その前の2〜3週間前にはどのような気分でしたか？

　下に挙げているのは良く見られる「初期警告サイン」です。：あなたが経験したものにチェックを入れてください：

　あなたは、かなりよく考えないと思い出せないかもしれないし、あなたが忘れてしまっていることを覚えてくれている、あなたのことをよく知っている家族や医療者に尋ねる必要があるかもしれません。「はい」か「いいえ」のどちらかにチェックしてください。

思考における変化

項目	はい	いいえ
「声」が出現する、あるいは増える	□	□
集中しにくさを感じる	□	□
見張られているように思う	□	□
自分の考えがコントロールされていると考える	□	□
自分を傷つけるあるいは自殺したいと考えるようになる	□	□
考えが次々に浮かんできて、それを止めることが出来ない	□	□
頭に常に新しい考えが浮かんでくる	□	□
特殊能力を持っていると考える	□	□
取り除けない考えが頭を占める	□	□
他人を傷つける考えがある	□	□
性的な考えで頭が一杯になる	□	□
TVやラジオからメッセージを感じる	□	□
日常の決断に苦労する	□	□
考えが邪魔される	□	□
他人が自分に関心がないと考える	□	□
他人が自分を傷つけたりあるいは病気にさせようとしたりしていると考える	□	□
自分が狂いそうだと考える	□	□
人々が自分をあざ笑ったり、自分に関する話をしていると考える	□	□

第 6 章

上記からあなたが経験したことのある「初期警告サイン」をすべて挙げてください。そして**これをあなた自身の再発サインとして覚えておきましょう**。これは、あなたの考えにおける変化に関するもので大変役立つものです。将来、これらをもう一度経験したなら、再発が起こりつつありすぐに助けを求める必要があるということを示しています。

1. _____
2. _____
3. _____
4. _____
5. _____

ここで挙げられていない他の症状があれば加えて下さい。

_____
_____

行動上の変化

大金を使いたい衝動にかられる	はい☐	いいえ☐
いつもよりよく話す	はい☐	いいえ☐
喫煙量が増す	はい☐	いいえ☐
睡眠が浅くなるあるいは不規則になる	はい☐	いいえ☐
理由もなく奇異な行動をする	はい☐	いいえ☐
食欲がなくなる	はい☐	いいえ☐
暴力的、攻撃的になる	はい☐	いいえ☐
独り言を言う	はい☐	いいえ☐
入浴や自分の身なりに関心が無くなる	はい☐	いいえ☐
機嫌を簡単に損ねる	はい☐	いいえ☐
疲れやすく無気力になる	はい☐	いいえ☐
権威に対して敬意を払わなくなる	はい☐	いいえ☐
他人には理解されない話し方になる	はい☐	いいえ☐
悪夢を見る	はい☐	いいえ☐
宗教が意味深いものに感じられるようになる	はい☐	いいえ☐
頭や体毛を剃る	はい☐	いいえ☐
他人に理解されない奇妙な用語を用いる	はい☐	いいえ☐
空笑をする	はい☐	いいえ☐
所属する活動やグループに参加しない	はい☐	いいえ☐
無目的に長時間歩き続ける	はい☐	いいえ☐
見張られているという疑いをもって行動する	はい☐	いいえ☐
常にメモをし続ける	はい☐	いいえ☐

第 6 章

体重が減る	はい☐	いいえ☐
体重が増える	はい☐	いいえ☐
いつもと行動が違うと他人に指摘される	はい☐	いいえ☐
いつもよりベッド上で過ごす時間が長くなる	はい☐	いいえ☐
音や光に敏感になる	はい☐	いいえ☐
孤立しまるで遁世者のように行動する	はい☐	いいえ☐
口論になりやすい	はい☐	いいえ☐
友人に会いたくなくなる	はい☐	いいえ☐
自分には深い意味があるように思われても、他人には理解出来ないことを話す	はい☐	いいえ☐
異常な体験に対処するため非合法ドラッグやアルコールを使用する	はい☐	いいえ☐
家族や友人に「人が変わった」と言われる	はい☐	いいえ☐

あなたが経験したことのある「初期警告サイン」をすべて挙げてください。そしてこれをあなた自身の**再発サイン**として覚えておきましょう。

1. ＿＿＿＿＿＿＿＿＿＿＿＿＿＿＿＿＿＿＿＿＿＿＿＿＿＿＿＿＿＿＿＿＿＿＿＿＿
2. ＿＿＿＿＿＿＿＿＿＿＿＿＿＿＿＿＿＿＿＿＿＿＿＿＿＿＿＿＿＿＿＿＿＿＿＿＿
3. ＿＿＿＿＿＿＿＿＿＿＿＿＿＿＿＿＿＿＿＿＿＿＿＿＿＿＿＿＿＿＿＿＿＿＿＿＿
4. ＿＿＿＿＿＿＿＿＿＿＿＿＿＿＿＿＿＿＿＿＿＿＿＿＿＿＿＿＿＿＿＿＿＿＿＿＿
5. ＿＿＿＿＿＿＿＿＿＿＿＿＿＿＿＿＿＿＿＿＿＿＿＿＿＿＿＿＿＿＿＿＿＿＿＿＿

ここで挙げられていない他の症状があれば加えて下さい。

＿＿＿
＿＿＿

感情面での変化

気分が沈みこむ	はい☐	いいえ☐
無力で無能に感じる	はい☐	いいえ☐
いらいらする	はい☐	いいえ☐
緊張あるいは不安に感じる	はい☐	いいえ☐
見張られていると感じる	はい☐	いいえ☐
強く、力に満ち溢れていると感じる	はい☐	いいえ☐
迫害されていると感じる	はい☐	いいえ☐
興奮する	はい☐	いいえ☐
忘れっぽい	はい☐	いいえ☐
日常の事に対処することが難しい	はい☐	いいえ☐
あまり話さなくなり引きこもりがちになる	はい☐	いいえ☐
誰も信用できないと感じる	はい☐	いいえ☐

第6章

感情の表出が出来ないと感じる	はい☐	いいえ☐
周りが何かおかしいと感じる	はい☐	いいえ☐
理由もなく不調と感じる	はい☐	いいえ☐
どこか別の世界に居るように感じる	はい☐	いいえ☐

あなたが経験したことのある「初期警告サイン」をすべて挙げてください。そしてこれをあなた自身の**再発サイン**として覚えておきましょう。

1. ＿＿＿＿＿＿＿＿＿＿＿＿＿＿＿＿＿＿＿＿＿＿＿＿＿＿＿＿＿＿＿＿＿＿＿＿
2. ＿＿＿＿＿＿＿＿＿＿＿＿＿＿＿＿＿＿＿＿＿＿＿＿＿＿＿＿＿＿＿＿＿＿＿＿
3. ＿＿＿＿＿＿＿＿＿＿＿＿＿＿＿＿＿＿＿＿＿＿＿＿＿＿＿＿＿＿＿＿＿＿＿＿
4. ＿＿＿＿＿＿＿＿＿＿＿＿＿＿＿＿＿＿＿＿＿＿＿＿＿＿＿＿＿＿＿＿＿＿＿＿
5. ＿＿＿＿＿＿＿＿＿＿＿＿＿＿＿＿＿＿＿＿＿＿＿＿＿＿＿＿＿＿＿＿＿＿＿＿

ここで挙げられていない他の症状があれば加えて下さい。

＿＿＿＿＿＿＿＿＿＿＿＿＿＿＿＿＿＿＿＿＿＿＿＿＿＿＿＿＿＿＿＿＿＿＿＿＿＿
＿＿＿＿＿＿＿＿＿＿＿＿＿＿＿＿＿＿＿＿＿＿＿＿＿＿＿＿＿＿＿＿＿＿＿＿＿＿
＿＿＿＿＿＿＿＿＿＿＿＿＿＿＿＿＿＿＿＿＿＿＿＿＿＿＿＿＿＿＿＿＿＿＿＿＿＿
＿＿＿＿＿＿＿＿＿＿＿＿＿＿＿＿＿＿＿＿＿＿＿＿＿＿＿＿＿＿＿＿＿＿＿＿＿＿
＿＿＿＿＿＿＿＿＿＿＿＿＿＿＿＿＿＿＿＿＿＿＿＿＿＿＿＿＿＿＿＿＿＿＿＿＿＿
＿＿＿＿＿＿＿＿＿＿＿＿＿＿＿＿＿＿＿＿＿＿＿＿＿＿＿＿＿＿＿＿＿＿＿＿＿＿
＿＿＿＿＿＿＿＿＿＿＿＿＿＿＿＿＿＿＿＿＿＿＿＿＿＿＿＿＿＿＿＿＿＿＿＿＿＿
＿＿＿＿＿＿＿＿＿＿＿＿＿＿＿＿＿＿＿＿＿＿＿＿＿＿＿＿＿＿＿＿＿＿＿＿＿＿

必要ならば別紙に記入してください。

実践練習：あなたが同定した「初期警告サイン」をフラッシュカード（※訳注　瞬間的に見せるドリル用のカード）に書き込んでください。そしてそれをよりあなた専用のものになるように書き直してください。例えば、「私には、批判的で意地悪な男性の声が聴こえる。」、「私は2週間入浴していない。」あるいは「もう何週間もシャワーを浴びていない。」などのように書きます。

次にカードをテーブルの上に広げ、例えば、あなたが気づいた**最初の変化**は不眠で、あなたが気づいた**最後の変化**は声が聴こえる、のように起きた順に並べてください。そしてこれをあなたの再発サインとして書き留めておきましょう（Smith, 2005）。

誤った注意（訳注：間違った考え方の例示）

> あなたの精神病症状が再発したら、ものごとの感じ方や考え方に著しい変化が起こることを覚えておきましょう（訳注；実際の再発は気付きにくい、わずかな変化から始まるものです）。

私たちは誰しも神経質になったり、人と話したくないと思うときがあるものです、これらがごく短期間であるならばそれが「初期警告サイン」であるかどうかははっきりしません。

さらに調子が悪くなって行き、時間とともに進行するのが分かれば、「初期警告サイン」と考えてよいでしょう。

契機となる出来事

次は、あなたの精神病症状が引き起こされる状況を同定して行きましょう。人によっては、大学入学や転居や新しい仕事を始めること、身体疾患、家族・友人・パートナーとの関係の破綻、肉親との死別などがストレスとなり再発を引き起こすかもしれません。

あなたがストレスを感じやすい状況を意識しておく必要があります。

あなたが不調だった頃を思い出して、あなたに精神症状を引き起こすようなストレスフルな状況がありましたか？　あれば次に書いてください。

ストレスは私たちの日常生活の一部です。完全にストレスフルな状況を避けることは困難でしょう。しかし、状況を予期して、それにどう対処するかの計画を立てることが出来ます。第2章で議論したように、ストレスに対してよりよく対処する方法を学ぶことも出来ます。

次のページにあるのはあなたの再発のサインを同定し、他の人にあなたの状況を注意して見ておいてもらうのに役立つ同意書です。これは、あなたが病気への洞察を失ったときに非常に役立ち、あなたのことを心配してあなたの許可を受けて行動をしてくれる人々の役にも立つでしょう。

第6章

事前同意書

1. 私、こと「＿＿＿＿＿＿＿＿＿＿＿＿＿＿」の再発サインは以下のものです。

● 思考における変化 ＿＿＿＿＿＿＿＿＿＿＿＿＿＿＿＿＿＿＿＿＿＿＿＿
＿＿＿＿＿＿＿＿＿＿＿＿＿＿＿＿＿＿＿＿＿＿＿＿＿＿＿＿＿＿＿＿＿
＿＿＿＿＿＿＿＿＿＿＿＿＿＿＿＿＿＿＿＿＿＿＿＿＿＿＿＿＿＿＿＿＿

● 行動上の変化 ＿＿＿＿＿＿＿＿＿＿＿＿＿＿＿＿＿＿＿＿＿＿＿＿＿＿
＿＿＿＿＿＿＿＿＿＿＿＿＿＿＿＿＿＿＿＿＿＿＿＿＿＿＿＿＿＿＿＿＿
＿＿＿＿＿＿＿＿＿＿＿＿＿＿＿＿＿＿＿＿＿＿＿＿＿＿＿＿＿＿＿＿＿

● 感情面での変化 ＿＿＿＿＿＿＿＿＿＿＿＿＿＿＿＿＿＿＿＿＿＿＿＿＿
＿＿＿＿＿＿＿＿＿＿＿＿＿＿＿＿＿＿＿＿＿＿＿＿＿＿＿＿＿＿＿＿＿
＿＿＿＿＿＿＿＿＿＿＿＿＿＿＿＿＿＿＿＿＿＿＿＿＿＿＿＿＿＿＿＿＿

● 不調なとき、特に次の時は再発の可能性が高い：＿＿＿＿＿＿＿＿＿＿＿
＿＿＿＿＿＿＿＿＿＿＿＿＿＿＿＿＿＿＿＿＿＿＿＿＿＿＿＿＿＿＿＿＿
＿＿＿＿＿＿＿＿＿＿＿＿＿＿＿＿＿＿＿＿＿＿＿＿＿＿＿＿＿＿＿＿＿

● 過去に次の治療が有効だった。＿＿＿＿＿＿＿＿＿＿＿＿＿＿＿＿＿＿＿
＿＿＿＿＿＿＿＿＿＿＿＿＿＿＿＿＿＿＿＿＿＿＿＿＿＿＿＿＿＿＿＿＿
＿＿＿＿＿＿＿＿＿＿＿＿＿＿＿＿＿＿＿＿＿＿＿＿＿＿＿＿＿＿＿＿＿

● 症状が出現したときに知らせる人々
＿＿＿＿＿＿＿＿＿＿＿＿＿＿＿＿＿＿電話番号＿＿＿＿＿＿＿＿＿＿＿
＿＿＿＿＿＿＿＿＿＿＿＿＿＿＿＿＿＿電話番号＿＿＿＿＿＿＿＿＿＿＿
＿＿＿＿＿＿＿＿＿＿＿＿＿＿＿＿＿＿電話番号＿＿＿＿＿＿＿＿＿＿＿

　私は上記の人たちに私が「初期警告サイン」に気付くように手助けをすること、私に注意を向けておくことを事前に求めています。もし上記の人が私の家族であり、私が援助を拒否した場合、彼らが私を医師に連れて行くことに同意します。

署名＿＿＿＿＿＿＿＿＿＿＿＿＿＿＿＿＿＿＿日付＿＿＿＿＿＿＿＿＿＿

（この頁を家族や主治医に見せましょう）

Understanding Your Illness: A workbook, Chris Healy
©2007 by John Wiley & Sons, Ltd

第 6 章

　これらの変化が数週間かけて起こったとしても、あなたは自分の精神状態における明らかな変化に気づくでしょう。ただ、すでに「初期警告サイン」を捕まえることが出来たとして、それに気がついたときあなたには何が出来るでしょう？

●どのようにして私は再発を防ぐことが出来ますか？

　再発のサインに気付くことが出来たとして、次はサインが起きた時に、何をすべきかということを考える必要があります。これを「再発時行動表」と呼びます（Birchwood et al, 2000）。

　何よりあなたは、冷静さを保ちコントロールを失わないようにする必要があります。そして、すぐに医師やメンタルヘルスの専門家に連絡を取らなければなりません。すでに述べたように、彼らは症状の再発を抑えるために短期間、薬の増量をあなたに提案するかもしれません。また、あなたはストレスをコントロールする方法を実行する必要があります（第2章、20-25頁参照）。

　次の頁があなたの再発時行動表です。

第6章

再発時行動表

ステップ1
次のリラックス法を用いて冷静さを保ちます。
_____
_____
_____
家族、友人として _____ に連絡をとります
精神医療の専門家として _____ に連絡をとります

ステップ2
どんな気晴らしや対処技術があなたの助けになりますか？
_____
_____
_____
_____
_____
_____

あなたの処方について検討してくれる医師や保健師に連絡をとりましょう。
医師／保健師 _____ 電話番号 _____

ステップ3
精神医療の専門家から入院を提案されたときは、病状の評価と治療のために自発的な入院を検討しましょう。

（この頁を家族や主治医に見せましょう）

Understanding Your Illness: A workbook, Chris Healy
©2007 by John Wiley & Sons, Ltd

第 6 章

　病気の症状が周囲の人に明らかになるほど進行しても、あなた自身にとっては必ずしもそうではないので、早めに助けを求めることが大変重要です。なぜならしばらく経つとあなたは現実感を失ってゆくからです。

　あなたは問題が病気によるものではないと確信するようになります。そして何が起きているのか理解できないのであなたはとても傷つきやすくなり、その結果としてあなたは自身にとっても他人にとっても危険なものとなるでしょう。周りの世界が混乱したように思われ、他人には理解できないような行動をしたり、話すようになるでしょう。

　この本を通じてあなたの病気があなたにどのような影響を与えるかについての知識と気づきを得て欲しいと思います。

　あなたの病歴を振り返ってみて、あなたがあなたの病気に対する洞察を失ったときの状況を思い出せますか？

それはいつのことですか？ _____
それはどこでしたか？ _____
そのときどんなことが起きましたか？ _____
_____
_____
_____

　もし再び起きたなら、どのようにあなたが行動するか分かりますか？
_____
_____

　でも、準備をしっかりすればあなたは病気をコントロールできるようになるのであまり再発に関して心配しすぎないようにしましょう。

●どのように私は「声」に対処できますか？

　「声」に対処するということはそれらの量を減らすだけではなく、あなたに対する影響力を減らすことです。

　人によっては「声」を病気の急性期にのみに経験するようです。また、なかには残存する「声」に苦しむ人もいます。そのような場合、調子が良いように見えて、他には明らかな精神病症状がないのに「声」を経験するのです。

　あなたは「声」を経験したことがありますか？　それはあなたにとってはどのような経験でしたか？

第6章

　「声」は今まで「対処メカニズム」として記述されてきました。面倒な感情に対処する方法として自分自身の声を生み出すと言われていました。あなたの場合、「声」はプレッシャーやストレスのもとで出現することがありますか?

　覚えておく必要があるのは、これらの「声」は現実のものではなくあなたの心から生じているものだということです。

　「声」があなたのしたくもないことをさせようとしたり、「声」が求めることを強要するように感じられたりするせいで、あなたは「声」に対して恐怖を感じるかもしれません。あなたをコントロールする程に強力であるかもしれません。しかし、あなたはコントロールを失わずに、「声」が要求するように行動してはいけません;しかしながら、これは難しいこともあります。

> 「声」はあなたを傷つけることはないということを覚えておきましょう。

　「声」そのものはあなたを傷つけることは出来ません。しかしときどき「声」の要求どおりに行動してしまう人もいて、このせいで傷ついてしまうことがあります。「声」があるとき、あなたはどのように対処しようとしてきましたか?

　どれが一番役に立ちましたか?

　愉快なものであれ不快なものであれ対処するのに役立つアイデアが他にもあります。これらの活動や気晴らしのいくつかをあなたの**再発時行動表**に加えてみても良いかもしれません。

> 出来るだけ冷静さを保ちましょう。

次のような活動をして見ましょう。

- 家を片付ける
- 入浴してリラックスする
- 散歩する
- ジムへ行く
- 姿勢を変える（座る、立つ、歩く、走る、横たわる）
- 歌を歌う
- ジョギングをする
- 口や顎（あご）の運動をする
- 追加の薬を飲む
- 耳栓を使用する
- 深呼吸をする
- リラクゼーション法を用いる
- 指で両耳を塞ぎ、目を閉じる
- 信頼している友人や精神医療専門家と話す
- 誰かに電話を掛けてみる

次のような気をそらすことをしてみましょう。

- 音楽を聴く
- 大きな声で音読をする
- TVを観たりやラジオを聴く
- 趣味を楽しむ
- 100から0まで逆に数える
- ある物を詳しくスケッチする
- 日記や詩を書く

「声」に関係することでは、次のようなことをしてみましょう。

- 「声」に耳を傾ける時間をあえて作ってみましょう
- 「声」がますますひどくなってあなたが動揺しそうなら、なるべく「声」との議論は避けましょう
- 「声」に従って行動するのはやめましょう。もし、してしまうと余計に止めるのが難しく感じられるようになるので。特に「声」が怖いときにはそうです

「声」はしばしば嘘をつき、間違った予言をします

第 6 章

> 覚えておいて下さい：決定を下すのはあなたであって「声」ではありません

●自分の奇妙な考えに対応するために、私には何が出来ますか？

あなた自身は間違いないと思っているのに、他人には理解されない考えや信念に苦しむかもしれません。

それは悪い考えや感情かもしれません。あなたが他の人に話しても同意をしてくれないでしょう。あなたは、他の人に対して疑い深くなり被害妄想的になるかもしれません。そのためあなたとあなたの家族や友人との関係に問題が生じるかもしれません。

あなたは今までに、人々が自分に対して敵意を持っているとか、あなたに危害を加えようとしていると感じたことがありますか？

あなたは今までに、特別な能力を持っているとか、人の考えを読み取ることができると思ったことはありますか？

あなたは今までに、身体全体と心が何か外部の力に支配されていると感じたことがありますか？

あなたは今までに、人々がラジオやTVであなたのことを話していると思ったことがありますか？

もし上記のもののどれかを経験したことがあるとしたら、あなたは妄想に苦しんで来たのかもしれませんし、現在も苦しんでいるのかもしれません。

このことに関してどのように感じますか？

これらの症状はあなたを大変苦しめることになるでしょうが、そのようなときにも冷静さを失わないようにすることが重要です。でなければあなたは妄想をますます強いものにしてしまうかもしれませ

ん。

　精神病エピソードによってもたらされる妄想を、患者は「聴こえる声は神のものだ」というように宗教的な体験と受け取るかもしれません。そして彼らは純粋に宗教的な言葉で世界を理解し、「声」とやり取りするようになるかもしれません。すでに宗教的な信念を持っている患者にとってはもっと大変です。例えば神の「声」に関する妄想的考えのせいで、その信念がますます強められるからです。患者はどんな精神病エピソードのときにも、彼らの宗教的信念がどんな役割を果たしているかを理解しようとする必要があるでしょう。教会や宗教組織の牧師の支えは、あなたの宗教的な妄想の、極端すぎたり心配しすぎたりする部分に対処するのに役立つかもしれません。

　あなたはまた、そのような観念があなたの日常生活に影響を及ぼすことのないように努めなければなりません。そういった観念があなたには現実そのもののように感じられるかもしれませんが、それは病気の一部であってあなたに何の危害も加えないということを覚えておくことが大事です。だから、例えば買い物に行ったり、家族を訪ねたりといった、いつもと同じような生活を続けましょう。

　何か他の事に熱中して、こういった観念から距離をとることが出来ればよいのですが、言うは易く、行うは難しいものです。しかし何か他の事に熱中することは、そういった観念に気持ちを奪われすぎて、そのような妄想的信念に生活が影響されてしまうのを避けることに役立つものです。

　あなたに出来ることは例えば、音楽を聴いたり、趣味を楽しんだり、運動をしたり、TVを観たり、入浴したり、本を読んだり、信頼できる友人と話したりすることなどです。そういう中で、あなたはあなたの信念をチェックして、それらが正しいのか、誤りなのかの証拠があるかを調べることができます。

　もしあなたが妄想を経験したことがある場合、そのときのあなたは他の人々がどう考えているか（たいていあなたに対してよくない考え）正確に知っていると思っていましたか？

　他の人の考えを読もうとしないようにしましょう。なぜなら、あなたは自分の疑惑が事実であると考え、自身に本当だと言いきかせるからです。しかし、あなたは自分が正しいとどうやって確信するのでしょうか？

　人に見られることで、被害妄想的な考えが起こってきたことがありますか？

　一人でそんな風に思い込まないようにしましょう。そして人々があなたを見ている他の理由を考えてみましょう。そう例えば「彼らは私の着ているシャツが素敵だから見ているのだ」というように。

第6章

　あなたの感じている恐怖を誰かに話してみましょう。そうすることで、違う視点で物事を見ることが出来るものです。また、あなたが他の人を見たりその人のことを話したりしたときのことも思い出してみてください。もしあなたが彼らに危害を加えようと思わなかったのなら、逆にあなたを見る人たちも多分あなたに危害を加えようとは思ってはいませんよ。

　妄想はときに防衛機構であり、人々は自尊心を守るために妄想を持ち続けると言われてきました。

　妄想に苦しむ人はしばしば自分自身を拒絶しており、他の人も同じように自分を拒絶しているのだと考えていると言われてきました（Chadwick et al., 1996）。あなたに関してはどうですか？

●私はどのように自信を取り戻し、自分の生活を立て直すことが出来ますか？

　この章はあなたが自信を取り戻し、生活を立て直すことに関するものです。ホステル（※訳注　今のわが国の自立支援法下では、グループホーム or ケアホームに当たるだろう）で暮らしているか、アパートで暮らしているか、それとも家族と生活しているかは関係ありません。

　もし、あなたに多少でも入院の経験があれば、入院によってあなたの生活が多くの点で変わったことが分かるでしょう。例えば、あなたは仕事を失ったかもしれないし、あなたの関心や趣味も変わり、友人との連絡を取らなくなったため、あまり外出もしないかもしれません。

　こういうことはあなたをうんざりした気持ちにさせ、あなたの自信に影響を与えるかもしれません。もしあなたが入院をしたことがあるならば、入院中の殆どの人が退院を最優先事項として考えることは良くご存知でしょう。退院後もこの考えは変わりません。しかし、入院中に病院から退院することだけしか考えないというのは、入院中の多くの人が陥りやすい間違いの一つです。そう考える人は退院後のことまで考えていません、これでは当然不安になります。

　あなたのような困難を抱えている多くの人が、次のような方法により生活を改善することができることに気付くのです。

■ 人々と交流する
■ 活動的に過ごす
■ 安定した生活を送る
■ 人に多くのことをしてもらい過ぎないようにする

　これらをより詳細にそれぞれ見ていきます。そしてあなたの生活のバランスを保ち、生活の質を改善する仕方についての提案をしてみます。このことで、生活上のストレスや緊張感も軽減されるでしょう。

第6章

人々と交流する

デイケアや社交クラブや大学の授業に行ったり、ボランティアの活動に参加したり、親戚を訪ねてみましょう。あなたが人と交流することが出来る場所を次に挙げてみました。それぞれについて興味がある、少し興味がある、興味がない、のいずれかにチェックをしてください。

活動	興味がない	少し興味がある	興味がある
スポーツ活動に行く（サッカーなど）			
デイケアへ行く			
友人に逢う			
自助グループに参加する			
映画に行く			
ダンス教室へ参加する			
友人、家族、あるいはしばらく話していない人に電話をする			
車の運転を習う			
ボランティアの活動に参加する			
仕事に行く			
家族を訪ねる			
夜間や昼間のコースの授業に出る			
楽器の演奏を習う			

人と交流出来る場所を、できるだけたくさん考えて下さい。あなたがしようと思うことを下に挙げてください。

上の中で「興味がない」と答えたものがあれば、それはどうしてですか？

上の中で「少し興味がある」と答えたものがあれば、何があなたを躊躇させているのですか？

第 6 章

活動的に過ごす

昔の趣味あるいはあなたがずっとしたいと思っていたことを考えてみてください。下の表はあなたが出来ることについての提案です。それぞれの提案について、いずれかにチェックを入れてください。

活動	興味がない	少し興味がある	興味がある
散歩に行くか、ジムに参加する			
日光浴をしてリラックスする			
ガーデニングをする			
何かを収集する（コインや切手）			
骨董屋を散策して回る			
外国語を勉強する			
絵を描く			
図書館へ行き本を読む			
アートやクラフトを楽しむ			
針仕事や編み物をする			
ラジオを聴いたり、レコードやCDを買う			
日記をつける			
玉突きやダーツをする			
天候に関わらず海岸に行く			
興味ある場所を訪れる			
フリーマーケットを訪れる			
部屋を飾るあるいは日曜大工をする			
インターネットサーフィンをする			
TVや面白い映画を観る			

あなたのしたいことや習いたいことが何かありましたか？

あなたがしていこうと思うものをリストから挙げてください

_____
_____

上の中で「興味がない」と答えたものがあれば、それはどうしてですか？
_____
_____

上の中で「少し興味がある」と答えたものがあれば、何があなたを躊躇させているのですか？
_____
_____
_____

　あなたは仕事や勉学に再び戻りたいと思っているかもしれません。1995年の障害者差別禁止法に従って（訳注；我が国にも障害者雇用のための一定の制度はあるが、まだ本格的な障害者差別禁止法はない）、雇用者は、精神障害者を含めた障害者雇用を促進するための「正当な調整」を提供するべきです。

安定した生活を送る

　自分にプレッシャーを掛け過ぎないようにしましょう。あなたが簡単に出来ることを見つけて、少しづつ自信をつけていきましょう。

　例えば経済問題の整理などは、問題の解決の仕方について今までとは違う見方をする必要もあるでしょう。もしお金の管理が難しいなら、まず例えば食費や家賃などに一週間どのくらいのお金を使っているかを調べる必要があります。そして収入についても調べる必要があります。そして、もし収入よりも支出が多い場合は、可能なところで節約する方法を探さなければいけません。ソーシャルワーカーや保健師（Community Psychiatric Nurse）や市民相談所（※訳注：英国の非営利組織。市民からのさまざまな相談を受ける）に相談して援助を受けることも出来ます。

いくらでしょう？
パン1斤 _____
牛乳1パイント（訳注：約半リットル） _____
トマトスープ小瓶1本 _____
コーヒー小瓶1本 _____
砂糖1袋 _____
歯ブラシ _____
卵半ダース _____
コーンフレーク1箱 _____

第6章

人に多くのことをしてもらい過ぎないようにする

　洗濯したり買い物に行ったり、料理をしたりするなど自分自身で出来ることはできるだけしましょう。例えば自分自身でやるべきことについてのヒントは103ページを参照してください。それぞれの提案について、いずれかにチェックを入れてください。

活動	興味がない	少し興味がある	興味がある
衣類を洗濯し、アイロンをかける			
1日3度の食事をつくる			
以前に食べたことのないものを食べる			
新しい料理を覚える			
食料を買いに行く			
家・部屋を掃除する			
節約をする			
デートする			
床屋や美容室へ行く。または髪型を変えてみる			
薬を飲む			
病気に関する勉強をする			
ランニングに行く			
歯科受診をする			
もし体重が気になるなら、ヘルシーな食事について誰かに相談するか、自助グループに参加する			
ペットの世話をする			
洋服ダンスを整理し新しい服を買う			

あなたが覚えたい料理を挙げてください。

どの家事については助けが必要だと思いますか？

第6章

あなたの生活に組み入れたいと思う3つの楽しい活動を挙げてください。

活動1

活動2

活動3

あなたの生活の中で「本当に」成し遂げたい3つの目標を挙げてください。
1)
2)
3)

これらの目標のうちの1つを達成するための努力を始めることが出来たと考えたら、それはあなたにとってどんな感じですか？

自己主張（assertiveness）について

　統合失調症のような精神病にかかると、すべての自信を無くしてしまうことがあります。自分の権利を主張することはできないように感じ、他人と関わるときも受身でいたいと思うかもしれません。これは病気の激しさを考えれば理解できないことではありません。

　「自己主張（assertiveness）」とはあなたにとってどんな意味を持っていますか？

第6章

　自己主張は学ぶことが出来、困難な状況に上手く対処する助けとなる技術です。長い目でみればあなたのストレスも軽減することになるでしょう。「自己主張」を「攻撃性」と混同しないようにしてください。

　攻撃性（aggressiveness）とは他人を尊重せず、力に訴えようとするネガティブな態度です。自己主張（assertiveness）とはあなた自身と相手を尊重することにつながるポジティブな態度で、他人からの敬意を求めるなら、まずこちらが相手に敬意を持つという態度です。

> 自己主張の目標は他人の権利を侵さないであなたの権利を主張することです

　私たちみんなが所有する、しかしあなたは忘れてしまっているかもしれない基本的権利を幾つかここにあげます（Smith, 1975）：

- 私には感情を表現する権利がある
- 私には意見を聞いてもらう権利がある
- 私には腹いっぱい食べ、幸せになる権利がある
- 私には自分自身でいる権利がある
- 私には気持ちを変える権利がある
- 私には意見を述べる権利がある
- 私には「イエス」と言う権利がある
- 私には「ノー」と言う権利がある
- 私には失敗をし、それに責任を負う権利がある
- 私には他人に正当な要求をする権利がある
- 私には他人の問題に責任を負わない権利がある

上の権利の中であなたにとって重要なものはどれですか？

どのように自己主張するか

1. 上の権利のリストを見て、あなたが求めている権利を決めてください。
2. 今の状況を解決するために、どうなることを望んでいるか言ってください。丁寧にそして短く直接的な言葉で言いたいことを述べポイントから外れないようにしましょう。
3. 他の人も権利をもっているのですから、他の人の話も聴きましょう。
4. 双方が望んでいることがなにか達成されるように、実際的な合意に達するようにしましょう。

どういった状況であなたはより自己主張できるようになりたいですか？
_____
_____
_____
_____

そうなるためには何が出来るでしょう？
_____
_____
_____
_____

　自己主張が上手くなれば、それはあなたが自信を得ていく初めのステップとなり、自尊心（自分自身に対する信頼）を持てるようになるでしょう。

　自信を持ち、自分自身をより良いものと感じるための助言：

■ あなたが得意なことやあなたが達成して誇りに思っていることを挙げてください。
_____
_____
_____

■ 人があなたをほめた言葉を挙げてください（その言葉を信じるかどうかは別として）。
_____
_____

自分を信じよう

●この病気は私の家族や友人との関係にどのような影響をもたらしますか？

病気のせいであなたの家族との関係に問題が起きましたか？
_____

　あなたの家族は大変混乱して、あなたの信念や行動について心配するようになるかもしれません。1960年代には統合失調症の原因が家族にあると一般的に信じられていました。この考えは結局否定されましたが、家族の態度が病気の予後に影響するということは今日でも広く知られています。「患者自身の状態の臨床的な評価より、家庭環境の方が再入院を予測するのに重要な因子であった。このこと

第6章

は、慢性期の精神病患者が地域で適応する上で、いかに家族の支えが重要であるかを示している」(Spiegel & Wissler, 1986；58)。

　あなたの病気が引き起こすあなたの行動が、家族を混乱させたり、当惑させたり、心配させたりするかも知れません。そのような行動を挙げることができますか？

　なぜ家族が混乱するのかが分かりますか？

　あなたの家族はあなたの病気の、例えば妄想や幻聴といった陽性症状に混乱するかもしれません。あなた自身もこのような経験のせいで混乱しているときがあったかもしれません；だから、きっと家族がどのように感じているかを理解できるでしょう。

　あなたの病気が引き起こすあなたの行動が、家族に不満を感じさせるかも知れません。そのような行動を挙げることができますか？

　なぜ家族が不満を感じるのかが分かりますか？

　あなたの家族は、例えば意欲や発動性の低下のような、あなたの病気の持つ陰性症状に不満を感じるかもしれません。彼らもこれらの症状が特に難しいものであることは分かっているのですが、一方で病気がどのようにあなたに影響を与えているかを理解していないので、あなたに批判的になるかもしれません。これはあなたの病気についての十分な情報を家族が知らされていなかったために起こるのです。

　あなたの病気が引き起こすあなたの行動が、家族怒らせるかも知れません。そのような行動を挙げることができますか？

第 6 章

なぜ家族が怒るのか分かりますか？

　家族は、あなたの症状のあるものについては理解できず、そのためにストレスを感じることがあるかもしれませんし、あるいはあなたが服薬を拒否したり、違法ドラッグを使ったり、アルコールを飲もうとすることでストレスを感じるかもしれません。このような理由で家族があなたに対して怒りを感じるのは、よく理解できることです；というのも、その怒りは家族があなたのことを気づかい、心配しているために起こるのですから。

　家族によっては、あなたに起こった変化がとても苦しいものだと知って、あなたを守ろうとしてまるで子どものように世話をすることがあります；しかし、これはあなたにはとても過干渉のように感じられて、あなたとあなたの家族の関係に再び問題が生じるかもしれません。

　しかし、もし家族が忍耐強くあなたの病気に関して理解してくれれば、あなたの症状が悪化する可能性は大幅に軽減されるでしょう。

　多くの家族は統合失調症のような病気に苦しむ患者の変化にどう対応していいのか分からず苦しんでいます。だから、彼らはしっかりとした指導や教育を受ける必要があるのです；彼らが、患者さんに対して忍耐強くなれるように。

　もちろん、どんな家族にも意見の不一致はありますが、意見の違いから大喧嘩になってしまってはいけません。家族と上手くやっていく方法を探しましょう。話し合うことが、物事を解決し、誤解を避けるための最良の方法の一つです。

　もし、病気によるあなたの変化のために家族内に問題が生じているなら、家族がそれにどう対処したらよいかを、あなたは今どのように理解していますか？

家族との意見の相違を避けるために何が出来ますか？

　家族の一員として、あなた自身が一緒にこの病気への対処法を学ぶことは大変重要です；家族によっては恐れ、傷つき、自責的となり、怒りを感じることもあります；しかし、これは病気を抱えたあなた個人に向けられたものではなくて（ときはそう見えるかもしれませんが）、あなたの病気に向けられた

第 6 章

ものなのです。あなたの家族はこの病気について勉強し、問題を出来るだけ少なくするようにあなたや医療従事者と協力をする必要があります。

　最も近い親族は、あなたに最善の治療を判断するため ASW（認定ソーシャルワーカー）から精神保健的評価を求める法的権利を持っており（※訳注：英国の制度）、これらの評価にはあなたに強制入院が必要かどうかということも含まれます。

　そのようなことが今までにありましたか？

　もし、あればその時どのように感じましたか？

　家族はどのような気持ちであったと思いますか？

　こうなったとき多くの家族が罪悪感を持つものです。しかし、あなたの病状が悪くて自分で判断出来ないと思われるときや、入院があなたにとって最善であるし他人の安全も守ることができると信じるときのみに最後の手段として家族は強制入院を選ぶのです。彼らに対して腹を立ててはいけません。彼らはあなたを助けようとしているのです（そのときはそうは思われないかもしれませんが）。

　このため、あなたとあなたの家族との間で事前同意書（92 頁参照）に関する計画に合意がなされていることがとても重要なのです。そうすれば、家族が罪悪感を覚えたり、あなたとの関係を悪くしたりすることなく、あなたを助けることが出来ます。

　再発時行動表（94 頁）や再発サイン（87-90 頁）について家族と一緒に取り組むことで、あなたの家族はあなたの初期警告サインを知っておけるし、あなたに対して服薬するよう注意するとか、助言を求めるため医療専門職に連絡をとるなどの、初期警告サインに対処する行動も取れるようになるでしょう。

　もう一度、根気良く家族と向き合ってみましょう。そして家族にあなたやあなたの病気を理解する時間を与えてあげてください。彼らはあなたを助けたいと思っているのにどうやって助けたらいいのかが分からないのだということを覚えておいてください；家族の一員として一緒に取り組んでいく方法を見つけることはあなたの責任でもあるのです。

第 6 章

> 家族との関係はあなたの回復の重要な部分です：
> だから良い関係を作りましょう。

考えておきたいもう一つの重要な関係は恋愛関係です。あなたには今恋人がいますか？

もし、いるのならあなたの病気のせいでその関係に問題が生じたことがありますか？

あるいは現在、病気のため恋愛関係を発展させていく上での問題を抱えていますか？

　病気でない人にとってすら恋人に出会うことは大変難しいものです：では新しいパートナーにあなたが統合失調症に罹患していることをどのように伝えますか？

　初めは、彼女／彼氏に病気のことではなくまず「あなた自身」を知ってもらいましょう。焦らず落ち着いて、まずは友人関係から始めてゆっくり進めます。あなたたちが性格や価値観が近いという確信が持てるまでは、感情的に近づき過ぎないように気をつけましょう；そうしておけば、先で関係が上手くいかずに破綻したとしても感情的に傷つかないように自分を守ることが出来るでしょう。これは、統合失調症の人に限った話ではなく、すべての関係において共通することだと思います。

　統合失調症に罹患していることをこれからパートナーになろうとする人に伝えたことがありますか？そのときどのような反応が返ってきましたか？

　あなたがもし真剣に親密な関係に踏み出そうとしているなら、あなたの病状について率直に正直に伝えるべきです。正直でいる方が、後で問題が起こらないで済むものです。

　あなたの病気のことをどの辺りから伝えてみますか？

　最初に統合失調症について話をしてみることは、これからパートナーになろうとしている人がどのよ

第6章

うに統合失調症を考えているかを知る一つの方法です。この方法をとれば、誤解を解かなければいけないかどうかをはっきりさせることができます。第1章で述べたように、統合失調症についての一般の人の考え方には無知に基づくものがたくさんあります。

次にすることは、率直にそして正直になって自分が統合失調症に罹患していることをパートナーになろうとしている人に伝えることです。

このことはあなたにとってどのくらい難しいですか？　それとも簡単ですか？

これからパートナーとなるはずだった人があなたの病気を理解せずに別れることになるリスクもありますが、他の病気を持った人でも同じ問題を抱えているわけで、これは避けられないリスクなのです。ですから病気のことを話すまで自分の心が相手に傾きすぎないでいることが重要なのです。深く傷つくリスクが少なくてすむからです。

パートナーに自分の病気を知らせることが同じくらい難しいような他の病気を思いつきますか？

あなたのパートナーになろうとしている人に統合失調症についてある程度のことを知って貰(もら)い、とりわけあなた自身の場合にこの病気があなたにどのような影響を及ぼし、それに対してあなたがどのように対処しているのかを伝えましょう。もしパートナーが、あなたがすでに病気をコントロールしていると知れば、彼らはあなたとより親密な関係になりたいと思うはずです。

もしそうならなかったとしたら、彼らが統合失調症についてもっと多くを学ぶ必要があると理解しなければなりません。それとも、彼らが親密な関係をあなたと持つことを望まないのは、あなたの病気とはまた別の個人的理由があるのかもしれません。

恋人同志の関係が続かない理由として、どんなことを思いつきますか？

第 6 章

これをすぐあなた自身にあてはめることはありませんが、あなたとパートナーとの関係が深い情愛とか肉体関係に進んでしまう前にあなたの病気のことをパートナーに忘れず伝えましょう。一度恋に落ちてしまい、もしあなたの望むように事が運ばなければ、関係の破綻(はたん)はあなたにははるかに辛いものになるでしょう。そして、あなたのパートナーがあなたのことを正直でなかった（統合失調症にかかっていることを話さなかったという点で）と思ったならば、破綻する可能性も大きくなるのです。

また、あなたは関係を発展させる前に、どの程度自分の病気をコントロールされているのかについても考えておく必要があります。これは、次の事を自分に問う必要があるということです。

- ■ 薬の服用をきちんとしているか？
- ■ ストレスに対する対処法を持っているか？
- ■ 違法ドラッグやアルコールの使用をやめたか？
- ■ 医療専門家に定期的に相談しているか？
- ■ 病気について理解が十分出来ているか？

もしこれらの問いに対して一つでも「いいえ」があるとしたら、あなたはパートナーや生まれてくるかもしれない子どもに自分がふさわしいと思いますか？

上のリストのうちのどれがまだ達成できていませんか？

それを達成するための計画はどんなものですか？

病院に入院中の患者さんや、あなたと同様の病気を持つ人と親密な関係を発展させていくことの利点は何でしょうか？

利点の一つは同様の病気の人には理解してもらえると感じられることです；これはもっともなことです。

第6章

　逆に入院中の患者さんや、同様の病気を持つ人と親密な関係を発展させていくことの不利な点は何でしょうか？

　不利な点の一つは、二人のそれぞれが、調子を崩し、情緒的にも不安定となって入院をしたことがあるということを意識しておかないといけないということです。

　このため、二人の関係の中に生じるさまざまな問題が、あなたのストレスを増大させ、あなたの症状を悪化させるかもしれません。

　精神的に不調で情緒的にも不安定なパートナーと親密な関係になると、どんなことが問題となったことがありますか？　あるいはなり得ますか？

　あなたにとって友情はきわめて有益な関係となるでしょう；しかし、あなたにとってより価値があるのは、病気に対して同じ姿勢（例えば非合法ドラッグは使わない、病気を上手くコントロールしたいと思っているなど）を持った親密なパートナーです。

　病気に対して同じ姿勢を持っていることは、良好な、そして愛のある関係を始めるスタート地点です。

　何が良好で愛のある関係をもたらすと思いますか？

　統合失調症の症状への対応を通じて、親密な関係は厳しく試されることになりますが、心を伝え合うことが同じ価値観、率直さ、そして信頼感に基づく献身的な愛のある関係への秘訣です（www.mental-help.net）。

　パートナーが愛されていて、安心だと感じられるようにするにはあなたは何をする必要があります

か？

> 信頼と愛情はよりカップルを強く結びつけるものです。

パートナーを喜ばせるのにあなたはどんな素敵なことができますか？

　例えば外食したり、公園の中を散歩したり、音楽を聴くなど素敵なことを二人でしましょう。お互いが一緒にいる時間を作るような努力が必要だし、二人の間に楽しみやユーモアがあることがとても大切なことです。

　多くの場合、育児に苦闘し、親としての務めを果たさざるを得ないということだけでも、子どもを育てることはカップルの関係に混乱をもたらしがちです。しかし、子どもを持つことはほとんどのカップルに良い変化をもたらします。これは病気のないカップルにも当てはまることです。

　第2章では、片親あるいは両親が統合失調症の場合に子供が統合失調症となるリスクについて検討しましたが、ここで触れておかなければならないことがあります。子どもは両親の支えを必要としています。ただし親が統合失調症の場合、この「両親の支え」とは自分の病状を悪化させる可能性のある薬物の使用をやめることも含め、親自身が出来るだけ自分を良い状態に保つことを意味しています。

　性愛の関係により、両者が肉体的な喜びと慰めを分かち合うことができます。そしてそれは、緊張を解きほぐしお互いが強く結ばれる助けになります。家族計画に対するアドバイスも必要となるでしょう。

　第5章で述べたように、薬剤だけが性生活の問題の単独の原因となることはあまりないのですが、薬剤の中には性機能に影響を及ぼすものもあります。リビドー（性衝動）はあなたの感情や身体の健康度によっても影響を受けます（Dean, 2006）。

　抗精神病薬の中には性機能に影響を与えるものがあることが知られていますが、抗精神病薬以外の薬

第6章

でも性機能に影響を与えうるものがたくさんあります（Dean, 2006）。例えば次のようなものを治療する薬です。

- 血圧とコレステロール
- うつ病
- てんかん
- 胃潰瘍や胃酸過多
- 不眠
- 嘔気・嘔吐
- うっ血
- 痛み

もしあなたに性機能の問題がある場合、現在服用中の薬剤全部を主治医に見直してもらいましょう。

感情面での問題はカウンセラーに相談しましょう。

もしあなたがこのワークブックで検討されている問題に取り組み始めたら、あなたはきっと幸せで愛にあふれた関係を持つよいスタートを切ることになるでしょう；統合失調症の診断を受けてもおじけづく必要はないのです。

第 6 章

●章末問題

あなたが第 6 章で分かったことや学んだことから、重要だと思ったことを 3 つ挙げてみて下さい。
(思い出すために、もう 1 度ノートを見直しても構いません。)

1)

2)

3)

第6章

　ようやくこの本も終わりに来ました。安堵のため息が聴こえてきそうですが、この本が、あなたが自分の病気について理解する助けとなったことを願っています。きっととてもしんどい時もあったと思いますが、よく諦めずにやり遂げましたね。これを始めたときよりもあなたの自信が大きなものになっていて、あなたが将来にもっと希望を持てるようになっていることを願っています。

　さて、この本から得られる最も重要なことは、病気の再発に気付けるようになることです。あなたはすでに次のことを学んでおり、今の**あなたには再発を予防する技術がある**のです。

- あなたの再発サイン
- あなたの再発時行動表
- あなたにとって再発の引き金となるもの
- 署名をした行動プランに沿って行動すること
- あなたが使える対処方法を同定すること

　十分に用意した行動プランがあるにも関わらず、それでも再発することがあるということを知っておくのも重要です。もしそうなったときには、さらにプランを見直して、改善し、そして技術を向上させるために知識を加えて行動プランを役立つものにしていきましょう。

　あなたが今しなければいけないことは、気付きそして行動することだけです。幸運を祈ります！

> 自分を大切にしましょう

参考文献，他

第1章

Association of the British Pharmaceutical Industry (2003) Target schizophrenia, http://www.abpi.org.uk/publications/publication_details/targetSchizophrenia-2003/section.asp.

Birchwood, M. and Smith, J. (1996) *Understanding Psychosis: What is Psychosis?* Northern Birmingham Mental Health Trust.

National Institute of Mental Health (2006) Schizophrenia facts and statistics, http://www.schizophrenia.com/szfacts.htm.

National Schizophrenia Fellowship (2001) *Help Is At Hand: Guidance for the General Public*. NSF/Royal College of Psychiatrists, London.

Pearsall, J. and Trumble, B. (2003) Oxford English Reference Dictionary, Oxford, Oxford University Press.

第2章

Birchwood, M. and Smith, J. (1996) *Understanding Psychosis: What is Psychosis?* Northern Birmingham Mental Health Trust.

Chapman, J. (2002) How cannabis can trigger schizophrenia. *Daily Mail* (3rd July), http://www.dailymail.co.uk/pages/live/articles/health/thehealthnews.html?in_article_id=126056&in_page_id=1797

Doughty, S. (2006) 8 out of 10 mentally ill patients are heavy cannabis users. *Mail on Sunday* (16th October), http://www.mailonsunday.co.uk/pages/live/articles/news/news.html?in_article_id=410765&in_page_id=1770

Leff, J. (1996) True Stories: *Edge of Madness*. London, Broadcasting Support Services.

Rethink (2006) Dual diagnosis, http://www.rethink.org/about_mental_illness/dual_diagnosis/index.html.

第3章

Chapman, J. (2002) 'How cannabis can trigger schizophrenia'; Daily Mail (3rd July), http://www.dailymail.co.uk/pages/live/articles/health/thehealthnews.html?in_article_id=126056&in_page_id=1797

Marieb, E.N. (1989) *Human Anatomy and Physiology*. Redwood City, CA, The Benjamin-Cummings Publishing Company.

National Institute of Mental Health (2004) Schizophrenia gene variant linked to risk traits, http://www.nimh.nih.gov/press/prschizgene.cfm.

Schizophrenia.com (2006) Famous people and schizophrenia, http://www.schizophrenia.com/famous.htm.

参考文献，他

第4章

Birchwood, M. and Smith, J. (1996) *Understanding Psychosis: What is Psychosis?* Northern Birmingham Mental Health Trust.

Chadwick, P. (2000) Spiritual experience or religious psychosis? *Nursing Times* 96 (16)：42-43.

Chadwick, P., Birchwood, M. and Trower, P. (1996) *Cognitive Therapy for Delusions, Voices And Paranoia.* Chichester, Wiley.

Royal College of Psychiatrists (2003) Symptoms of schizophrenia,
http://www.rcpsych.ac.uk/mentalhealthinformation/mentalhealthproblems/schizophrenia/schizophrenia/symptomsofschizophrenia.aspx.

Stuttaford, T. and Sharma, T. (1999) *In Your Right Mind.* London, Faber and Faber.

第5章

Goff, D.C., Henderson, D.C., Amico, E. (1992) Cigarette smoking in schizophrenia: relationship to psychopathology and medication side effects, *American Journal of Psychiatry* 149 (9)：1189,
http://ajp.psychiatryonline.org/cgi/content/abstract/149/9/1189.

Lewis, S.W., Davies, L., Jones, P.B. *et. al.* (2006) Randomised controlled trials of conventional antipsychotic versus new atypical drugs, and new atypical drugs versus clozapine, in people with schizophrenia responding poorly to, or intolerant of, current drug treatment,
http://www.hta.ac.uk/execsumm/summ1017.htm.

Mind (2004) Making sense of antipsychotics,
http://www.mind.org.uk/Information/Booklets/Making+sense/antip.htm.

Mind (2006) The Mental Health Act 1983: an outline guide,
http://www.mind.org.uk/Information/Legal/OGMHA.htm.

National Alliance for the Mentally Ill (2003) NAMI sees cure for schizophrenia as possible in 10 yeas,
http://www.schizophrenia.com/New/sz.news.120103.htm#nami.

Taylor, D., Patton, C. and Kerwin, R (2005) *The Maudsley 2005-2006: Prescribing Guidelines* (8th edition). Abingdon, Taylor and Francis.

Winston, A.P., Hardwick, E., Jaberi, N. (2005) Neuropsychiatric effects of caffeine, *Advances in Psychiatric Treatment* 11：432-39,
http://apt.rcpsych.org/cgi/content/full/11/6/432.

第6章

Birchwood, M. Spencer, E. and McGovern, D. (2000) Schizophrenia: early warning signs. *Advances in Psychiatric Treatment* 6 (2)：93-101,
http://apt.rcpsych.org/cgi/content/full/6/2/93.

Chadwick, P., Birchwood, M. and Trower, P. (1996) *Cognitive Therapy for Delusions, Voices And Paranoia.* Chichester, Wiley.

Dean, J. (2006) Medication disrupting your sex life,
http://www.netdoctor.co.uk/menshealth/feature/medicinessex.htm.

http://mentalhelp.net/poc/view_doc.php?type=doc&id=4397&cn=289

Smith, J. (2005) *Self-management Training Manual*, Community First in Herefordshire and Worcestershire Mental Health Partnership NHS Trust, WCC Social Service Department and the Mental Health Link Project.

Smith, M.J. (1975) *When I Say No, I Feel Guilty*, London, Bantam, http://www.bbc.co.uk/dna/h2g2/A2998551.

Spiegel, D. and Wissler, T. (1986) Family environment as a predictor of psychiatric rehospitalization. *American Journal of Psychiatry* 143 (1):56-60.

追加情報

・アサーティブトレーニングに関して詳しい情報が知りたければ以下を検索してください:

http://www.uiowa.edu/~ucs/asertcom.html. で 'Assertiveness communication' を

・「声(幻聴)」についてもっとよく知りたい読者には以下の書籍が参考になります:

The Voice Inside: A Practical Guide to Coping with Hearing Voices (1995) by Paul Baker; Handsell Publications, Manchester.

Working with Voices: Victim to Victor (1997) by Ron Coleman and Mike Smith; Handsell Publications, Kingsteignton.

・薬物の乱用と統合失調症に関する詳しい情報が知りたい場合は、Schizophrenia.com から以下のウェブサイトを検索してください:

http://www.schizophrenia.com/sznews/archives/003851.html
http://www.schizophrenia.com/prevention/streetdrugs.html#video

役に立つ機関、施設情報(住所、電話番号)

(訳注)原書では、ここに 'Hearing Voices Network'、'Rethink'、'Samaritans'、'Mind'、'英国認知行動療法協会' などの住所や連絡先が記載されていますが、ここでは割愛します。わが国でそれらに相当する機関、施設を挙げるのは難しいのですが、地域で相談機関、治療施設などを探す場合は各都道府県の精神保健福祉センターにご相談することをお勧めします。

後書き

　外来診察室で、目の前にいる高校生のもう何度目かの入院手続きをしながら、私はどこか割り切れない気持ちでした。インターネットで情報を探し、まだ数少ない経験に照らし、専門文献を読みあさり、それでもやっぱり再入院を防げずに不全感を感じていたのは、まさに私でした。そんな時、インターネットを介して出会ったのがこの本でした。

　この本では、精神病に対する恐れや偏見を話題に取り上げることから始まります。まさに、それがこの本に興味を抱いた最初の理由でした。長らく病者に病名を伝えることが差し控えられ、「精神分裂病」が「統合失調症」に病名を変えてからも告知されない病者がいる日本の駆け出しの医療従事者として、それは清々しい衝撃でした。しかしそれは、私が学んでいる「治療精神医学（辻悟、1980）」に通ずる点でもありました。辻悟（2006）によれば、人間は事態が手に余り追い詰められると、それを異常と感じ、ついには自分を普通の人間から脱落しているとしか受け止められなくなり（体験の異質化と脱落意識の原理）、自分を頼りに出来なくなります（主体性後退の原理）。この状態から抜け出すには、今の体験に人間である証しを見つけ、自分を頼りに自分に必要かつ適切なことを見分けて実行するという過程を、孤立せずに体験していくことです。この本は、本書を貫く著者の厳しさを内包した暖かい眼差しで、平易で明快な語り口調で、どの現実からも目を背けることなく、病者の内なる体験や出来事を思い起こさせ、励まし、何をすべきかを問い続けます。病者が自分の体験に人間としての意味を見つけて脱落意識から回復し、主体性を取り戻すための方法の1つになるはずです。

　マニュアルは、ともすれば双方に取って「思考停止」をもたらす危険があります。私自身、困った挙句に外在する枠（本書）に飛びついたのですから、その責めからは逃れられません。しかし、この本は単に一方向的な疾患教育にとどまらず、病者が病気を語る、即ち医療従事者が病者と向き合う契機を与えてくれます。その作業こそが、病者が頼りになる自分を取り戻す過程を促進するのですから、本当は、医療従事者である私自身、いつかは本書を卒業して、自分を頼りに病者と向き合えるように精進しなければならないのですけどね。

　若手の無謀な冒険に地図と羅針盤を与えて下さり、絶えず道のりを修正し、励まして下さった太田順一郎先生に感謝申し上げます。太田先生がいなければ、空想を現実に変えることは出来ませんでした。

　ワークブックのフォーマットを整備し、実際に患者さんとワークブックに取り組み、数々のアドバイスを与えてくれた大阪市立総合医療センター桜8病棟（児童青年精神科）看護師スタッフの皆様に感謝致します。

　最後に、我々の放浪旅の船頭を最後まで投げ出さずに勤めて下さった新興医学出版社・服部秀夫氏に感謝申し上げます。

索　引

あ
誤った注意　90
アルコール　75

い
一卵性双生児　16
遺伝　16
陰性症状　43

う
うつ　28
運動障害（パーキンソン症状）　66

え
エンドルフィン　76

お
落ち着きのなさ（アカシジア）　66

か
家事　104
家族関係　86
家族と入院　110
家族への影響　107
家族歴　16
活動的に過ごす　100
カフェイン　76
関係妄想　50
感情　42
感情面での変化　89

き
強制入院　78, 110
気をそらす　97

く
クロザピン　69

け
契機　91
経済問題　103
血圧　67, 70
血液検査　70
幻覚　45
幻視　45
現実感を失って　78
幻臭　45
幻触　45
幻聴　45
幻味　45
権利　106

こ
恋人　111
攻撃性（aggressiveness）　106
抗コリン性副作用　67
抗精神病薬　60
行動　42
行動上の変化　88
声　46
「声」に対処する　95
誇大妄想　51
子どもをもつこと　17
好ましくないストレス対処法　24

さ
再燃　80
再燃のサイン　86
再発サイン　89
再発時行動表　93
作為体験　43
させられ妄想　51
作用機序　62

し
思考　42
思考における変化　87

自己主張（assertiveness）　105, 106
仕事　103
自信　100, 107
事前同意書　92, 110
シナプス　36
自分の生活を立て直す　100
自分を傷つける　77
宗教的な体験　99
集中　55
趣味　102
障害者差別　103
食事　66
人格　37
神経細胞　35, 61
神経症　3
神経伝達物質　36, 76
身体疾患　4
身体的妄想　51
診断　11
診断への思い　11
診断への不賛成　12, 30
心理療法　61

す
錐体外路系副作用　66
頭痛　68
ストレス　17
——再発　20
——統合失調症　17
——日記　25
——影響　18
——対処法　20

せ
性機能障害　69
精神病　3
精神保健福祉法　78
セロトニン　62

そ
躁うつ病　4
そわそわする　28

索　引

た
ダイエット　66
体重増加　65
耐糖能異常　68
大麻　26
タバコ　76

ち
知能　37
遅発性ジスキネジア　67
注射　63

て
低血圧　67
ティーンエイジャー　8
デポ注射　63

と
動悸（不整脈）　68
統合失調感情障害
　――幻聴　4
　――症状　4
　――妄想　4
統合失調症
　――患者数　6
　――検査　6
　――初発症状の年齢　6
　――性差　6
　――有病率　6
統合失調症の親をもつ子　17
統合失調症の原因　16, 36
統合失調症の治療　60
統合失調症を診断する　7
ドーパミン　36
友達　21

に
二重診断　30
日記　25
入院　78
ニューロン　35

ね
認知行動療法（CBT）　61

眠気　65

の
脳　26, 35
脳内化学物質　61

は
働くこと　103
発熱　71

ひ
被害・迫害妄想　51
被害妄想　28
引きこもり　43
非合法ドラッグ　27
非合法ドラッグによる再発　75
非定型（新しい）抗精神病薬　61
非定型抗精神病薬　56, 62
否定的な態度　5
人々と交流　100
病気の否認　11, 30
病気をコントロール　85, 113

ふ
副作用　64
服薬の中断　72
不眠　28
プラス思考　21

へ
便秘　67, 71

ほ
暴力　5
他の人を傷つける　77
発疹　68

ま
マイナス思考　21

む
無顆粒球症　69, 70
無月経（生理が来ない）　69

め
目のかすみ　65, 67

も
妄想への対処法　98
目標　105

や
役に立つ対処方法　23
薬物相互作用　75
薬物治療　60
薬物治療のメリット　73
薬物乱用の関連症状　28
薬物乱用の危険性　26
薬物乱用を断る理由　29

ゆ
友人　107
有名な人　38
ユーモア　21
揺れたり震えること　65

よ
陽性症状　43

り
リラクゼーション　23

れ
恋愛関係　111

監訳者略歴
太田　順一郎

1961年　岡山県に生まれる
1988年　岡山大学医学部卒業
2000年　岡山大学医学部精神神経科　助手
2006年　岡山県精神科医療センター　副院長
2009年　岡山市こころの健康センター　所長　現在に至る

専　攻　精神医学

著訳書

『思春期外来　面接のすすめかた』新興医学出版社、2004
『拘置所と刑務所における精神科医療サービス』（APA タスクフォースレポート：共訳）新興医学出版社、2005
『私の声はあなたとともに』（シドニー・ローゼン編：共訳）二瓶社、1996
『ミルトン・エリクソンの心理療法』（ジェフリー・K・ザイク著：共訳）二瓶社、1993

©2010　　　　　　　　　　　　　　第1版発行　2010年3月5日

今日から始める統合失調症のワークブック

（定価はカバーに表示してあります）

検印省略

監　訳　　太田順一郎
発行者　　服部治夫
発行所　　株式会社　新興医学出版社
〒113-0033　東京都文京区本郷6丁目26番8号
電話　03(3816)2853　　FAX　03(3816)2895

印刷　大日本法令印刷株式会社　　ISBN 978-4-88002-703-6

・本書の複製権・上映権・譲渡権・公衆送信権（送信可能化権を含む）は株式会社新興医学出版社が保有します。
・JCOPY 〈（社）出版者著作権管理機構　委託出版物〉
本書の無断複写は著作権法上での例外を除き禁じられています。複写される場合は、そのつど事前に、（社）出版者著作権管理機構（電話 03-3513-6969、FAX 03-3513-6979、e-mail：info@jcopy.or.jp）の許諾を得てください。